I0222962

97 Recetas Orgánicas de Jugos y Comidas Para Personas Que Sufren Enfermedades Cardíacas:

¡Dele A Su Corazón Las Herramientas Que Necesita Para Fortalecerse!

Por

Joe Correa CSN

DERECHOS DE AUTOR

© 2017 Live Stronger Faster Inc.

Todos los derechos reservados

La reproducción o traducción de cualquier parte de este trabajo, más allá de lo permitido por la sección 107 o 108 del Acta de Derechos de Autor de los Estados Unidos, sin permiso del dueño de los derechos es ilegal.

Esta publicación está diseñada para proveer información precisa y autoritaria respecto al tema en cuestión. Es vendido con el entendimiento de que ni el autor ni el editor están envueltos en brindar consejo médico. Si éste fuese necesario, consultar con un doctor. Este libro es considerado una guía y no debería ser utilizado en ninguna forma perjudicial para su salud. Consulte con un médico antes de iniciar este plan nutricional para asegurarse que sea correcto para usted.

RECONOCIMIENTOS

Este libro está dedicado a mis amigos y familiares que han tenido una leve o grave enfermedad, para que puedan encontrar una solución y hacer los cambios necesarios en su vida.

97 Recetas Orgánicas de Jugos y Comidas Para Personas Que Sufren Enfermedades Cardíacas:

¡Dele A Su Corazón Las Herramientas Que Necesita Para Fortalecerse!

Por

Joe Correa CSN

CONTENIDOS

ACERCA DEL AUTOR

Luego de años de investigación, honestamente creo en los efectos positivos que una nutrición apropiada puede tener en el cuerpo y la mente. Mi conocimiento y experiencia me han ayudado a vivir más saludablemente a lo largo de los años y los cuales he compartido con familia y amigos. Cuanto más sepa acerca de comer y beber saludable, más pronto querrá cambiar su vida y sus hábitos alimenticios.

La nutrición es una parte clave en el proceso de estar saludable y vivir más, así que empiece ahora. El primer paso es el más importante y el más significativo.

INTRODUCCION

97 Recetas Orgánicas de Jugos y Comidas Para Personas Que Sufren Enfermedades Cardíacas: ¡Dele A Su Corazón Las Herramientas Que Necesita Para Fortalecerse!

Por Joe Correa CSN

La enfermedad cardíaca es la principal causa de muerte en el mundo, para hombres y mujeres. Una vez que la enfermedad es diagnosticada, dura por toda la vida, razón por la cual su doctor le aconsejará algunas medicaciones y cambios en el estilo de vida. Esta parte es crucial para mantener la condición bajo control. Al contrario, la enfermedad cardíaca se pondrá peor a lo largo del tiempo.

La enfermedad del corazón es una de las causas principales de muerte en hombres y mujeres. Esto significa que, nunca será demasiado joven o viejo para ocuparse de su corazón y sistema cardiovascular. La falta de ejercicio, mala dieta y otros hábitos poco saludables pueden entorpecer el sistema cardiovascular. Cambiar su dieta es el primer gran paso a un corazón saludable y una vida larga.

Esta colección de recetas deliciosas y sabrosas le ayudarán a limpiar su cuerpo y mejorar su salud. Estas recetas de jugos y comidas están basadas en una variedad de frutas frescas y vegetales que han sido probados en ayudar a limpiar los vasos sanguíneos y facilitar las funciones diarias de su corazón. Prevenir la enfermedad cardíaca nunca fue más fácil, solo lleva un par de minutos en la mañana para preparar su jugo favorito, que reducirá sus niveles de colesterol, limpiará su tracto digestivo entero, y mantendrá sus vasos sanguíneos bien.

Comience hoy una nueva vida en la cual su corazón disfruta de condiciones óptimas. Estas recetas le ayudaran a estar mas saludable todos los dias. Pruebe todas estas recetas para que pueda decidir cuales disfruta más.

97 RECETAS ORGÁNICAS DE JUGOS Y COMIDAS PARA PERSONAS QUE SUFREN ENFERMEDADES CARDÍACAS: ¡DELE A SU CORAZÓN LAS HERRAMIENTAS QUE NECESITA PARA FORTALECERSE!

COMIDAS

1. Penne de Vegetales Asados

Con una variedad de vegetales, este plato de pasta simple está lleno de aminoácidos esenciales, vitaminas, minerales y sabor. Este plato impulsará la función del corazón.

Ingredientes:

- 10 onzas Penne de trigo integral
- 1 taza tomates cherry, en mitades
- 1 taza espárragos, trozado
- 1 pimiento rojo, en rodajas
- 1 cebolla morada, en rodajas

- 1 diente de ajo, picado

- 1/2 cucharada aceite de oliva

- 1 cucharada pesto de albahaca

¿Cómo Prepararlo?:

Precalentar el horno a 400 grados.

Poner los espárragos, tomates en mitades, ajo, pimiento rojo y cebolla en una sartén o fuente para horno. Rociar con aceite de oliva y asar por 15 minutos, hasta que los vegetales se hayan tostado y los espárragos estén blandos. Remover del horno.

Mezclar el pesto y pasta juntos, agregar vegetales y combinar.

Información Nutricional:

Calorías Totales: 315

Vitaminas: Vitamina A 210 µg, Vitamina B6 0.5mg, Vitamina B12 0.9 µg, Vitamina K 98µg

Minerales: Calcio 444mg, Potasio 1050mg, Riboflavina 0.5mg, Niacina 6mg

Azúcares: 15g

2.   Atún de Aleta Amarilla Grillado con Ensalada de Col y Pepino

La frescura del pepino corta la grasa del atún para una perfecta combinación de textura y sabor. Los dos se juntan para crear un balance de vitaminas y minerales saludables al corazón.

Ingredientes:

- 4 (6-onzas) filetes de atún frescos
- 2 cucharadas Sazón de Cajún
- 2 cucharadas aceite de oliva
- 2 cucharadas semillas de sésamo
- 2 pepinos, en rodajas
- 1 cebolla colorada, en finas rodajas
- 1 cucharada aceite de sésamo

¿Cómo Prepararlo?:

Enjuagar y secar el atún. Rociar con sazón de Cajún. Reposar por 10 minutos. Mientras tanto, tostar la semillas de sésamo a fuego medio, en una cacerola pequeña por 3 minutos. Dejar a un lado. En un bowl mediano, mezclar el pepino, cebolla colorada, seimllas de sésamo y aceite de sésamo.

A fuego medio/alto, calentar aceite de oliva. Grillar el atún hasta que esté firme. Servir con la mezcla de pepino y sésamo.

Información Nutricional:

Calorías Totales: 518

Vitaminas: Vitamina A 137µg, Vitamina B6 1.3mg, Vitamina C 26mg, Vitamina K 125µg,

Minerales: Niacina 14mg, Fósforo 420mg, Selenio 46µg, Zinc 3mg

Azúcares: 24g

3. Ensalada Super Comida

La combinación de verdes crujientes y salmón escamoso crean la mezcla perfecta de Omega 3 y Vitaminas B para alentar el mejor funcionamiento posible del corazón. La palta, arándanos y granada llenan a esta ensalada de muchas vitaminas esenciales.

Ingredientes:

- 1/4 taza miel
- 1 cucharada mostada de grano integral
- 1 cucharadas Mostaza de Dijón
- 1 cucharadas aceite de oliva extra virgen
- 1 diente de ajo, picado
- 2 (4oz) porciones de salmón sin piel
- 1/2 taza Lechuga romana, en trozos
- 1/2 taza col rizada, en trozos
- 1/2 taza espinaca
- 1/2 taza rúcula tierna
- 1/2 taza arándanos frescos
- 1/2 palta grande, sin carozo y cortada en tiras

- 2 cucharadas semillas de granada
- 2 tiras de tocino de pavo sin nitrato, cocido y picado

¿Cómo Prepararlo?:

Mezclar la miel, mostaza de grano integral, mostaza de Dijón y ajo. Poner la mitad en un plato playo con las porciones de salmón. Marinar por dos horas. Refrigerar el remanente para usar como aderezo de ensalada.

Rociar una sartén con antiadherente y calentar a fuego medio. Saltear el salmón hasta que se haya cocido.

En un bowl grande, mezclar la lechuga romana, col rizada, espinaca y rúcula con el aderezo deseado. Poner arándanos, palta, granada, tocino y el salmón cocido encima. Verter el aderezo adicional si se desea.

Información Nutricional:

Calorías Totales: 416

Vitaminas: Vitamina A 138µg, Vitamina B6 0.6mg, Vitamina B12 2.6µg, Vitamin D 8µg, Vitamina K 87µg, Folate 107µg

Minerales: Potasio 980mg, Magnesio 76mg, Fósforo 380mg, Selenio 56µg, Niacina 10mg

Azúcares: 3g

4.   Ensalada Caliente de Cítricos y Col Rizada

Juntar la col rizada con el limón crea una combinación de comida poderosa. No solo el limón balancea el sabor intenso de la col rizada, sino que combina hierro con vitamina C. Esto mejora la absorción de hierro y vitamina C, permitiendo que el cuepro obtenga completamente los beneficios de ambos suplementos.

Ingredientes:

- 1 cucharada aceite de oliva
- 1/2 taza calabacín, en cubos
- 1/2 taza berenjena, en cubos
- 1/2 taza tomate, en cubos
- 3 taza col rizada, trozado
- 1 taza espinaca, trozado
- 1/2 taza nueces, trozado
- 1 cucharada miel
- 2 cucharadas jugo de limón

¿Cómo Prepararlo?:

En una sartén, calentar aceite de oliva a fuego medio.

Agregar calabacín, berenjena y tomate. Cocinar hasta que ablanden.

Mezclar la col rizada y espinaca, y dividir en bowls para servir. Cubrir con la mezcla de calabacín y nueces.

En un bowl pequeño, mezclar miel y jugo de limón. Rociar sobre la ensalada y servir.

Información Nutricional:

Calorías Totales: 521

Vitaminas: Vitamina A 340µg, Vitamina B6 1mg, Vitamina C 78mg, Vitamina K 431µg

Azúcares: 7g

5. Envuelto de Espinaca de Verano

El apio agregado a este envuelto, o cualquier plato, es una opción baja en calorías con gran beneficio para el corazón. Sin cambiar el sabor de ninguna receta, el apio impulsa el flujo de oxígeno en el cuerpo, promoviendo células saludables y el funcionamiento general del corazón.

Ingredientes:

- 1 pechuga de pollo, sin piel ni hueso, despedazada
- 1 manzana mediana, en cubos
- 2 tallo de apio, picado
- 2 cucharadas cebolla, picado
- 3 cucharadas yogurt griego natural
- 2 cucharaditas miel
- 1/2 taza espinaca
- 2 tortillas grandes de trigo integral

¿Cómo Prepararlo?:

Combinar todos los ingredientes excepto la espinaca y tortilla.

Poner las tortillas en una superficie plana. Dividir la

espinaca en ambas, y cubrir con la mezcla de pollo. Doblar las tortillas y enrollar para formar un burrito. Servir.

Información Nutricional:

Calorías Totales: 256

Vitaminas: Vitamina B6 0.6mg, Vitamina K 44μg

Minerales: Fósforo 260mg, Selenio 28μg, Niacina 6mg

Azúcares: 15g

6. Salmón Ennegrecido y Col China

No solo explota en sabor este salmón con especias, sino que explota en Omega 3 y fósforo. El fósforo permite que prosperen las células sanas del corazón y se mantengan fuertes, mientras mejora la función cardiovascular.

Ingredientes:

- 1 cucharada tomillo seco
- 1 cucharadita polvo de ajo
- 1 cucharadita polvo de cebolla
- 1 cucharada orégano seco
- 1 cucharada pimentón ahumado
- 1 cucharadita pimientón rojo
- Sal Kosher o Marina a gusto
- 1 (6 onzas) filetes de salmón
- 2 cucharada aceite de oliva
- 2 cebollas verdes, trozadas
- 1 cucharada raíz de jengibre, rallada
- 2 dientes de ajo, rallados
- 2 tazas col china, trozada

- 1 cucharada agua
- 1/2 lima, en jugo

¿Cómo Prepararlo?:

Combinar todas las especias en un bowl pequeño. Cubrir cada lado del salmón con la mezcla. Dejar descansar 5 a 10 minutos.

Mientras Tanto, calentar una cucharada de aceite de oliva en una sartén grande a fuego medio. Una vez caliente, poner el salmón con la piel hacia arriba. Cocinar hasta que empiece a tornarse marron y crujiente. Cuidadosamente dar vuelta el salmón y continuar cocinando hasta que esté crocante. Remover y dejar descansar.

En una sartén mediana, calentar el remanente de aceite. Agregar la cebolla verde, jengibre y ajo. Cocinar, revolviendo frecuentemente, hasta que la mezcla empiece a oscurecerse. Agregar la col china y agua, y continuar cocinando hasta que la col se haya blanqueado y el agua se haya evaporado.

Servir el salmón sobre la col china y rociar con jugo de lima.

Información Nutricional:

Calorías Totales: 559

Vitaminas: Vitamina B6 0.8mg, Vitamina B12μg, Vitamin D 27μg, Vitamina K 57μg

Azúcares: 4g

7.   Pollo y Pasta de Una Sartén

Lleno de vitamina K, esta lasagna libre de pasta es un impulsador del cerebro. La vitamina K regula el calcio en el cuerpo, mejorando la salud general del corazón.

Ingredientes:

- 1/2 libra pechuga de pollo sin piel ni hueso, trozado en piezas del tamaño de un bocado (1-pulgada)
- 3 cucharadas aceite de oliva extra virgen
- 3 dientes de ajo, picados
- 1 taza champiñones, trozados
- 1 taza tomates de uva, cortados por la mitad
- 10 onzas espagueti de trigo integral, cocido
- 1/4 taza hojas de albahaca fresca, picadas
- 3/4 taza queso parmesano rallado

¿Cómo Prepararlo?:

Verter una cucharada de aceite de oliva en una olla o sartén grande a fuego medio. Agregar las piezas de pollo y champiñones y cocinar hasta que el pollo esté dorado y los champiñones blandos. Agregar el ajo y tomates y cocinar por un minuto más.

Agregar el remanente de ingredientes con excepción del queso parmesando. Revolver y calentar. Verter en platos para servir. Cubrir con queso parmesano y servir.

Información Nutricional:

Calorías Totales: 381

Vitaminas: Vitamina A 272 µg, Vitamina C 98g, Vitamina K 49 µg, Fósforo 384mg, Niacina 10mg

Azúcares: 7g

8. Ensalada Griega de Pollo con Aderezo de Pepino Tzatziki

Combinadas con espinaca, las nueces hacen de esta una súper ensalada llena de sabor mediterráneo. Los antioxidantes protegen contra la degeneración, mientras las vitaminas B dan energía a las células del corazón, promoviendo un flujo de sangre saludable.

Ingredientes:

- 4 dientes de ajo, picados, divididos
- 2 cucharaditas orégano seco
- 2 cucharadas jugo de limón, dividido
- 1 cucharada aceite de oliva
- 2 pechuga de pollo, sin piel ni hueso
- 1/2 taza pepino rallado
- 1 taza Yogurt griego
- 2 cucharaditas eneldo seco
- 4 tazas espinaca
- 1/4 taza nueces
- 1/4 taza queso feta

¿Cómo Prepararlo?:

Combinar dos dientes de ajo, una cucharada de jugo de limón y el aceite de oliva. Verter sobre la pechuga de pollo. Dejar a un lado y marinar por 30 minutos. Luego, cocinar en una sartén a fuego medio hasta que la temperatura interna llegue a 165 grados y no queder rosa. Dejar descansar.

En un bowl pequeño, combinar el pepino (extrujado del exceso de agua), yogurt, eneldo, ajo remanenete y jugo de limón. Mezclar bien.

En dos bowls, dividir la espinaca equitativamente. Agregar una cucharada de aderezo de yogurt en cada bowl y mezclar hasta que las hojas se hayan mojado. Cubrir con nueces, queso feta y el pollo. Servir.

Información Nutricional:

Calorías Totales: 452

Vitaminas: Vitamina A 319µg, Vitamina B6 1.2mg, Vitamina K 317µg

Minerales: Fósforo 481mg, Selenio 36µg, Riboflavina 0.5mg, Niacina 10mg

Azúcares: 7g

9.   Sopa de Lentejas y Vegetales

Las lentejas son ricas en muchas vitaminas y minerales, ¡demasiadas para listarlas! Este ingrediente clave juega un rol en cada aspecto de un corazón sano – desde la aorta a venas y arterias.

Ingredientes:

- 4 tazas caldo de pollo o vegetales bajo en sodio
- 1 taza lentejas marrones, enjuagada y cruda
- 2 zanahorias, peladas y cortadas
- 2 tallos de apio, en cubos
- 1/2 taza cebolla colorada, en cubos
- 1 hoja de laurel
- 2 dientes de ajo, picados
- 1/2 cucharadita comino

¿Cómo prepararlo?:

Agregar las zanahorias, apio y cebollas al aceite de oliva al fondo de una olla de sopa mediana a fuego medio. Cocinar hasta que las cebollas se ablanden y vuelvan traslúcidas. Agregar el ajo y cocinar hasta que largue aroma. Agregar el caldo, lentejas, hoja de laurel, comino, sal y pimienta.

Hervir a fuego lento por 25 a 30 minutos, hasta que las lentejas se hayan cocinado y los vegetales se hayan ablandado. Servir.

Información Nutricional:

Calorías Totales: 575

Vitaminas: Vitamina A 346 µg, Vitamina B6, 1.1mg, Vitamina K 152 µg, Fósforo 660mg, Niacina 11mg

Azúcares: 8g

10.   Fajitas Pita de Champiñones y Filete

Altos en vitamina E, estos champiñones son los mejores protectores del corazón. El más potente de los aminoácidos, la vitamina E permite al cuerpo volver a la normalidad y protege al cuerpo y corazón del estrés, al mismo tiempo que provee energía.

Ingredientes:

- 1 cucharada aceite de oliva
- 1 cebolla morada mediana, en tiras finas
- 2 dientes de ajo, picados
- 1 pimiento rojo mediano, cortado en tiras
- 1-libra filete de solomillo vacuno, cortado en finas tiras
- 1/4 taza champiñones, en rodajas
- 2 cucharaditas orégano seco
- 1 cucharada chile en polvo
- 1/2 cucharadita comino molido
- 1/4 cucharadita hojuelas de pimentón rojo
- 2 panes pinta de trigo integral cortados a la mitad

- 4 hojas de Lechuga romana, en pequeños pedazos

- 1/4 taza yogurt griego natural

¿Cómo Prepararlo?:

Precalentar el horno a 350 grados.

En una sartén grande, a fuego medio/bajo, saltear los champiñones en aceite de oliva hasta que se ablanden. Agregar la cebolla, ajo, pimientos y continuar salteando hasta que estos ablanden. Agregar las tiras de filete de solomilllo, y cocinar a fuego medio hasta que no estén más rosas. Espolvorear con orégano, chile en polvo, comino y pimentón rojo. Revolver bien, cubrir y dejar hervir a fuego lento por 5 minutos. Remover del calor.

Rellenar los panes pita con la mezlca de carne, lechuga romana y un poco de yogurt.

Información Nutricional:

Calorías Totales: 580

Vitaminas: Vitamina A 389 µg, Vitamina B6 1.4mg, Vitamina B12 2.7 µg, Vitamina K 112 µg, Selenio 70 µg, Zinc 9mg, Niacina 16mg

Azúcares: 9g

11.   Ensalada de Palta y Huevo

La palta contiene la correcta combinación de grasas saludables y vitaminas para mejorar la función cardíaca. Ayudando al flujo sanguíneo saludable, la palta también ayuda a mejorar el colesterol y puede prevenir infartos.

Ingredientes:

- 1/2 palta madura, pelada
- 1 huevo hervido, pelado y cortado
- 2 cucharadas yogurt griego natural
- 1/4 cucharadita pimentón rojo molido
- 1 cucharadita perejil fresco trozado
- 1/4 taza espinaca fresca
- 2 rebanadas de pan multicereal (tostado si se desea)

¿Cómo Prepararlo?:

Con un tenedor, mezclar todos los ingredientes hasta que estén bien combinados. Servir entre dos rebanadas de pan multicereal, cubriendo con espinaca.

Información Nutricional:

Calorías Totales: 372

Vitaminas: Vitamina B6 0.5mg, Vitamin E 5mg, Vitamina K 176 µg, Selenio 23 µg, Riboflavina 0.5mg

Azúcares: 3g

12. Ensalada de Pollo con Col China, Uvas Y Nueces

Agregar col china como un acompañamiento agrega vitaminas extras, junto con las proteínas que el pollo ya tiene. El pollo provee más del mínimo diario de proteínas, que es esencial para un funcionamiento apropiado del corazón.

Ingredientes:

- 4 onzas pechuga de pollo, sin piel ni hueso, cocido and shredded
- 1/4 cucharadita paprika
- 1/4 taza col china, en cubos
- 1 tallo de apio, en cubos
- 1/2 taza nueces picadas
- 12 uvas rojas sin semilla, cortadas por la mitad
- 1/2 taza yogurt griego natural
- 2 cucharaditas miel
- 1/4 cucharadita pimentón rojo molido
- 4 rebanadas de pan integral

¿Cómo Prepararlo?:

Precalentar el horno a 325 grados.

Agregar las nueces a una fuente, y tostar en el horno por 10 minutos. Dejar enfriar.

En un bowl mediano, combinar todos los ingredientes. Mezclar bien.

Tostar levemente el pan, agregar la mezcla de pollo a dos rebanadas y cubrir con las otras dos. Cortar los sandwiches por la mitad y servir.

Información Nutricional:

Calorías Totales: 367

Vitaminas: Vitamina B6 0,6mg, Selenio 27 µg, Niacina 9mg

Azúcares: 16g

13.   Sopa de Frijoles y Papa de Cocción Lenta

Los frijoles negros no son los únicos ricos en proteínas, vitaminas y minerales. Los frijoles Cannellini son una alternativa mantecosa y proveen los mismos beneficios de salud.

Ingredientes:

- 3 tazas papas doradas de Yukón, peladas y en cubos
- 2 tazas frijoles Cannellini
- 1/2 taza cebolla colorada, trozado
- 2 dientes de ajo, picado
- 1/2 taza zanahorias, trozado
- 1/2 taza apio, trozado
- 2 cucharadas romero fresco, picado
- 1/2 cucharada orégano fresco, picado
- 2 cucharadas tomillo fresco, picado
- 1 cucharadita hojuelas de pimentón rojo molidas
- 4 tazas caldo de hueso de pollo
- 4 cucharadas queso parmesano rallado

¿Cómo Prepararlo?:

Agregar todos los ingredientes a una olla de barro, con excepción del queso parmesano, y revolver. Dejar cocinar a fuego lento por 8 horas o alto por 4 horas. Verter con un cucharón en bowls para servir y esparcir queso parmesano arriba. Servir.

Información Nutricional:

Calorías Totales: 321

Vitaminas: Vitamina A 198 µg, Vitamin E 4mg, Fósforo 252mg, Tiamina 0.6mg

Azúcares: 4g

14. Burrito de Batata y Frijoles Negros

Las batatas ricas en beta-carotenos, combinadas con las perfectas proteínas de los frijoles negros y el arroz negro, hacen de este burrito una central de nutrientes para el corazón. La batata ha sido utilizada para mantener la salud del corazón en algunas de las culturas más ancestrales del mundo.

Ingredientes:

- 1 batata, pelada y en cubos
- 1 cucharada aceite de oliva
- 1 cucharada chile en polvo
- 1 cucharadita comino molido
- Pizca de sal Kosher
- 4 tortillas grandes de harina de trigo integral
- 1/4 taza granos de maíz
- 1/2 taza frijoles negros cocidos
- 1 taza arroz negro de grano largo cocido
- 1 taza lechuga romana rallada
- 1 pimiento amarillo, en rodajas

- 1/2 cebolla colorada, en rodajas
- 1/4 taza salsa

¿Cómo Prepararlo?:

Precalentar el horno a 400 grados.

Sacudir la batata en aceite de oliva, chile en polvo, comino y sal. Poner en una fuente de hornear y cocinar hasta que las batatas se ablanden y empiecen a tostarse, aproximadamente 15 a 20 minutos.

Poner las tortillas en una superficie plana, y dividir las batatas y todos los otros ingredientes equitativamente entre cada tortilla. Doblar y enrollar para formar un burrito. Servir.

Información Nutricional:

Calorías Totales: 317

Vitaminas: Vitamina A 337µg, Vitamina B6 0.3mg, Vitamina C 37mg

Minerales: Fósforo 207mg, Magnesio 6mg, Tiamina 0.4mg

Azúcares: 6g

15. Hamburguesa de Atún de Aleta Amarilla y Estragón

Una gran alternativa al salmón, el atún de aleta amarilla está lleno de vitaminas B. Los nutrientes encontrados en este pescado permiten la circulación de oxígeno óptima, proveyendo al corazón de todos los recursos que necesita para un funcionamiento correcto.

Ingredientes:

- 1/2-libra atún de aleta amarilla, picado
- 2 cucharadas cebolla, picads
- 1 huevo
- 3 dientes de ajo, picado y dividido
- 2 cucharadas pistachos molidos
- 1/4 cucharadita pimienta de cayena
- 2 cucharadas jugo del ima, dividido
- 1 cucharada aceite de sésamo
- 1/2 taza yogurt griego natural
- 2 cucharadas estragón fresco, trozado
- 1/4 taza pepino rallado
- 1/2 taza rúcula tierna

- 2 panes de hamburguesa de trigo integral

¿Cómo Prepararlo?:

Combinar el atún, cebolla, huevo, un diente de ajo, pimienta de cayena, pistachos y una cucharada de jugo de lima. Formar las hamburguesas. Serán muy frágiles.

Calentar aceite de sésamo en una sartén a fuego medio. Una vez caliente, poner las hamburguesas de atún y cocinar hasta que quede poco rosa (el pescado puede estar bien cocido si se lo desea).

Mientras se cocina, combinar el remanente de jugo de limón y ajo junto con el yogurt griego y el estragón. Estrujar el exceso de agua del pepino y agregarlo a la mezcla de yogurt.

Esparcir la salsa de yogurt en los panes de hamburguesa, y poner las hamburguesas de atún por encima. Cubrir con rúcula. Servir.

Información Nutricional:

Calorías Totales: 416

Vitaminas: Vitamina B6 1.4mg, Vitamina B12 2.8µg

Minerales: Fósforo 559mg, Niacina 23mg

Azúcares: 7g

16.   Pollo Asado con Vegetales de Raíz

Una explosión del pasado, este pollo de cocción lenta le recordará a todos a una comida de domingo casera. Esta comida de cocción lenta es genial para un estilo de vida ocupado, para asegurar una apropiada cantidad de vitaminas y minerales.

Ingredientes:

- 1 pollo entero
- 1 cucharada aceite de oliva
- 1 cucharada salvia fresca, picada
- 1 cucharada romero fresco, picado
- 2 dientes de ajo, picados
- 1 cucharada tomillo fresco, picado
- 1 batata, pelada y en cubos
- 1 zanahoria, pelada y en cubos
- 1 nabo, pelada y en cubos
- 4 patatas rojas, en cuartos
- 1 cebolla colorada pequeña, pelada y en cubos
- 2 tazas caldo de hueso de pollo

¿Cómo Prepararlo?:

Frotar el pollo con aceite de oliva, salvia, romero, tomillo y ajo. Poner en una olla cocción lenta. Acomodar los vegetales alrededor del pollo y verter el caldo sobre ellos. Cocinar a fuego bajo por 8 horas o alto por 4 horas, hasta que los vegetales estén blandos y no quede rosa en el pollo. Servir

Información Nutricional:

Calorías Totales: 333

Vitaminas: Vitamina A 371 µg, Vitamina B6 1.3mg, Vitamina B12 0.2 µg, Vitamina C 28mg

Minerales: Fósforo 359mg, Selenio 30 µg, Zinc 2mg, Niacina 11mg

Azúcares: 6g

17. Pollo a la Nuez y Brócoli Asado

Una gran alternativa al pollo frito de cada día. Las nueces de macadamia proveen textura, sabor y proteína. Sumado a la salud del corazón, estas nueces también benefician al cuerpo de muchas maneras, haciéndolas muy completas.

Ingredientes:

- 1 taza nueces de macadamia, molidas finamente
- 2 cucharadas queso parmesano rallado
- 2 cucharada aceite de oliva, dividido
- 2 dientes de ajo, picados
- 2 pechuga de pollo pequeña, sin piel ni hueso
- 3 tazas Brócolis
- 1 cucharada albahaca fresca, trozada

¿Cómo Prepararlo?:

Precalentar el horno a 400 grados.

Combinar las nueces de macadamia, queso parmesano, la mitad del aceite de oliva y el ajo. Poner las pechugas de pollo en una fuente de hornear rociada con spray antiadherente, dejando lugar para el brócoli, y poner la mezcla de nueces sobre y a los lados del pollo. Cocinar por 10 minutos.

Remover y poner el brócoli disperso equitativamente en el espacio reservado de la fuente con pollo. Rociar con el remanente de aceite de oliva. Volver al horno y cocinar por 10 minutos adicionales, hasta que no quede rosa en el pollo y el brócoli esté crujiente. Servir espolvoreando con albahaca fresca.

Información Nutricional:

Calorías Totales: 646

Vitaminas: Vitamina B6 0.9mg, Vitamina C 79mg, Vitamina K 90µg

Minerales: Fósforo 379mg, Selenio 33 µg, Tiamina 0.6mg, Niacina 13mg

Azúcares: 4g

18. Pollo Balsámico con Ensalada de Espinaca y Manzana

Combine con espinaca y manzana para hacer de esta una ensalada super comida llena de sabor. Los antioxidantes protegen contra la degeneración, mientras la vitamina B le da a las células del corazón energía y nueva vida.

Ingredientes:

- 2 cucharada aceite de oliva
- 2 (6 onzas) pechugas de pollo, sin piel ni hueso
- 2 cucharadas vinagre balsámico
- 2 cebollas verdes, en cubos
- 1 manzana verde, en rodajas en gajos delgados
- 1 tallo de apio, en cubos
- 1 cucharada jugo de limón
- 2 tazas espinaca suave
- 1 cucharada miel

¿Cómo Prepararlo?:

Calentar aceite de oliva en una sartén grande a fuego medio. Cocinar el pollo hasta esté dorado y no quede rosa en él. Remover del fuego y agregar vinagre. Rotar el pollo para cubrir.

En un bowl grande, agregar la cebolla verde, manzana, apio y jugo de limón. Verter la espinaca, el pollo encima y rociar con miel.

Información Nutricional:

Calorías Totales: 373

Vitaminas: Vitamina B6 1.2mg, Vitamina K 209 µg, Fósforo 437mg, Selenio 46 µg, Niacina 23mg

Azúcares: 17g

19. Salmón Asado con Frijoles Verdes y Tomates Secados

Esta puede ser la más simple de las recetas, llena de sabor y abundantes vitaminas y minerales. Con más de la recomendación diaria de Vitamina B12, vitamina D y niacina, esta receta fácil impulsará las habilidades de su corazón.

Ingredientes:

- 6 dientes de ajo, picados
- 1 libra frijoles verdes, cortados
- 1/4 taza tomates secados, trozados
- 2 cucharadas aceite de oliva
- 2 (8 onzas) filete de salmón

¿Cómo Prepararlo?:

Calentar el horno a 425 grados. En una fuente de hornear grande, poner el ajo, frijoles, tomates y una cucharada de aceite de oliva. Asar por 15 minutos, o hasta que los vegetales si ablanden y comiencen a tostarse.

Mientras tanto, calentar el remanente de aceite en una sartén grande a fuego medio. Cocinar el salmón hasta que dore, 4 o 5 minutos por lado. Servir con los vegetales.

Información Nutricional:

Calorías Totales: 602

Vitaminas: Vitamina A 288 µg, Vitamina B6 2.5mg, Vitamina B12 19.1 µg, Vitamin D 44 µg Magnesio 196mg Riboflavina 0.7mg

Azúcares: 12g

20. Atún a la Plancha condimentado con Pepino y Ananá

Tómese un respiro del salmón y obtenga un golpe de vitamina B con el atún de aleta amarilla. Una gran alternativa al salmón, este atún contiene suficiente vitamina B para darle energía extra y mejorar el funcionamiento del corazón.

Ingredientes:

- 2 tazas arroz negro, cocido

- 2 cucharadas jugo de lima

- 1 cucharada jengibre fresco, rallada

- 2 cucharaditas miel

- 2 cucharadas aceite de oliva

- 2 cebollas verdes, trozado

- 1 pimiento jalapeño, picado

- 1 taza ananá fresco, trozado

- 1/2 taza pepino, trozado

- 2 (8 onzas) filetes de atún

¿Cómo Prepararlo?:

En un bowl grande, mezclar el jugo de lima, jengibre, miel y la mitad del aceite. Echar las cebolletas, jalapeño, ananá y pepino.

Calentar el aceite remanente en una sartén antiadherente grande a fuego meido. Agregár el atún y cocinar hastaque este firme pero aún rosa en el medio. Servir el condimento de pepino y ananá sobre el atún y el arroz.

Información Nutricional:

Calorías Totales: 472

Vitaminas: Vitamina B6 1.8mg, Vitamina B12 3.3 µg, Vitamina C 86mg, Magnesio 126mg, Niacina 32mg

Azúcares: 11g

21.   Ensalada de Arroz y Frijoles Negros

¡Una entrada genial y baja en carbohidratos! Esta mezcla de frijoles negros y arroz negro no solo se combina para hacer una proteína perfecta, pero hace de esta ensalada una comida llenadora.

Ingredientes:

- 3 cucharadas jugo de lima
- 2 cucharadas aceite de oliva
- ½ cucharadita comino molido
- 2 tazas arroz negro, cocido
- 1 taza frijoles negros, cocido
- 2 tazas lechuga romana, trozado
- 1 cucharada cilantro fresco, trozado
- 1/2 taza maíz
- 1/2 taza tomate, en cubos
- 1 taza palta, en cubos
- 1/4 taza cebolla colorada, en cubos
- 2 cucharadas yogurt griego natural

¿Cómo Prepararlo?:

En un bowl pequeño, mezclar el jugo de lima, aceite y comino.

Dividir el arroz y frijoles en bowls para servir. Cubrir con la lechuga, cilantro, maíz, tomates, palta y cebolla.

Rociar con la mezcla de jugo de lima y cubrir con yogurt griego. Servir.

Información Nutricional:

Calorías Totales: 315

Vitaminas: Vitamina A 113 µg, Vitamina C 28mg, Vitamina K 45 µg, Fósforo 232mg

Azúcares: 2g

22.   Sopa de Garbanzos y Pimiento Rojo

Una gran sopa para el otoño, los pimientos rojos son perfectos para un día frío. Los garbanzos hacen de este un plato completo, y le dan a esta sopa un impulso de proteína.

Ingredientes:

- 1/2 taza quinoa, cocida
- 2 cucharadas aceite de oliva
- 1 cebolla mediana, trozada
- 1 zanahoria, trozada
- 2 tallos de apio, trozados
- 3 dientes de ajo, picados
- 1 cucharada pimentón ahumado
- 2 pimientos rojo, trozados
- 2 tazas garbanzos, cocidos
- 2 tazas caldo de vegetales
- 1 taza agua
- 2 cucharadas vinagre de vino

¿Cómo Prepararlo?:

Calentar el aceite en una olla grande. Agregar la cebolla, zanahoria y apio y cocinar, cubierto, revolviendo ocasionalmente, hasta que ablanden.

Agregar el ajo y pimentón, revolviendo. Agregar los pimientos rojos y cocinar revolviendo ocasionalmente por 5 minutos.

Agregar los garbanzos, caldo y agua y llevar a punto de hervor. Reducir el calor y hervir a fuego lento hasta que los vegetales estén blandos. Verter el vinagre y la quinoa cocida. Verter en bowls y servir.

Información Nutricional:

Calorías Totales: 605

Vitaminas: Vitamina A 767 µg, Vitamina K 52 µg, Fósforo 618mg, Riboflavina 0.6mg

Azúcares: 21g

23.   Ensalada de Palta y Cangrejo

Las grasas saludables en la palta combinadas con las vitaminas B y Omega 3, hacen de esta ensalada una comida saludable y balanceada para el corazón. Puede ser servida como aperitivo o entrada.

Ingredientes:

- 2 paltas, en cubos pequeños
- 1 cucharadita ralladura de limón
- 1 cucharada jugo de limón
- 2 tazas carne de cangrejo
- 2 cucharadas rábano, picados
- 3 cucharada yogurt griego natural
- 1 cucharada albahaca fresca, trozada

¿Cómo Prepararlo?:

Combinar todos los ingredientes y mezclar bien. Servir con pan pita tostado, o como un sandwich.

Información Nutricional:

Calorías Totales: 569

Vitaminas: Vitamina B6 0.5mg, Vitamina B12 3.6 µg, Vitamina K 108 µg Selenio 47 µg

Azúcares: 2g

24.   Tortas de Rábano Picante y Salmón

Un favorito sabroso, el rábano picante también provee un golpe de vitamina C y corta la textura grasosa del salmón, el cuál está lleno de vitamina B y Omega 3.

Ingredientes:

- 2 (8 onzas) filete de salmón
- 2 cucharadas rábano picante, picado bien
- 1 cucharada Mostaza de Dijón
- 1/4 taza migas de pan panko integral
- 2 cucharadas aceite de oliva
- 2 cucharadas yogurt griego natural
- 1 cucharada jugo de limón

¿Cómo Prepararlo?:

En una procesadora de comida, poner el salmón, rábano picante, mostaza y mezclar hasta que esté picado en trozos grandes. Mezclar con el pan rallado y formar las 8 hamburguesas.

Calentar la mitas del aceite en una sartén grande. Cocinar las hamburguesas hasta que estén firmes y no quede rosa.

En un bowl grande, mezclar el yogurt, jugo de limón y aceite remanente. Poner la mezcla sobre las hamburguesas y servir.

Información Nutricional:

Calorías Totales: 792

Vitaminas: Vitamina B6, 1.1mg, Vitamina B12 6.7 µg, Vitamin D 19 µg Fósforo 824mg

Azúcares: 3g

25. Quiche de Tocino, Espinaca y Batata

Comida rápida y fácil para el corazón para empezar un día ocupado. La batata hace de este quicke uno sabroso y llenador. Lleno de vitamina A y C, es el balance perfecto entre delicioso y nutritivo.

Ingredients

- 2 tazas batata, rallada

- 1 cucharadita aceite de oliva

- 1 cebolla amarilla, en cubos

- 6 tajadas de tocino de pavo, cortado finamente

- 1 taza espinaca, trozada

- 1/2 cucharadita eneldo seco

- 2 large huevos

- 4 large clara de huevos

- 1/4 taza leche descremada

- 1/4 taza queso feta

¿Cómo Prepararlo?:

Precalentar el horno a 400 grados.

Rociar una fuente de hornear de 9 pulgadas con spray

antiadherente. Gentilmente poner la batata en el fondo y en los costados de la fuente, formando una cubierta de pastel. Poner en el horno y cocinar hasta que esté cocida, unos 20 minutos. Remover del horno y bajar la temperatura a 350 grados.

En una olla mediana, calentar aceite a fuego medio/alto. Agregar la cebolla y cocinar hasta que transparente. Agregar el tocino de pavo, continuar revolviendo y cocinar hasta que empiecen a tostarse. Poner la espinaca y eneldo. Cocinar hasta que el agua de la espinaca se haya evaporado y transferir la mezcla a la cubierta de batata.

En un bowl, agregar huevos, claras de huevos y leche. Usando un tenedor, mezclar para combinar. Verter la mezcla sobre los vegetales en la cubierta de pastel. Rociar queso feta encima.

Cocinar el quiche en el horno hasta que los huevos en el centro estén hechos, unos 35 a 40 minutos. Remover del horno y dejar enfriar un poco antes de cortar. Servir.

Información Nutricional:

Calorías Totales: 422

Vitaminas: Vitamina A 443 µg, Vitamina K 164 µg, Selenio 16 µg, Fósforo 283mg

Azúcares: 3g

26.   Pimientos Rellenos de Curry

Una gran alternativa baja en carbohidratos a un pimiento relleno tradicional. La mezcla de curry y vegetales no solo combina para hacer una entrada completa, sino que hace de este pequeño pimiento una comida llenadora.

Ingredientes:

- 4 pimientos medianos, tapa cortada, sin semilla ni membrana blanca
- 1 cucharada aceite de oliva
- 1 cebolla pequeña, en cubos
- 1-libra pavo molido
- 1 taza calabacín, en cubos
- 1 cucharadita polvo de curry
- 1 cucharadita miel
- 1/2 cucharadita dientes de ajo molidos
- 1/2 cucharadita polvo de ajo
- 1 taza caldo de hueso de pollo
- 1 1/2 tazas quinoa, cocida
- 2 cucharadas cilantro fresco, trozado

¿Cómo Prepararlo?:

Precalentar el horno a 375 grados.

En una sartén grande, calentar aceite a fuego medio. Agregar las cebollas y cocinar hasta que estén traslúcidas. Agregar el pollo, revolviendo hasta que se cocine. Incorporar el calabacín, polvo de curry, miel, dientes y polvo de ajo. Revolver y cocinar hasta que suelte fragancia.

Mezclar el caldo de pollo, quinoa y cilantro hasta que quede parejo. Verter la mezcla en cada pimiento. Poner los pimientos en una fuente para hornear. Agregar suficiente agua para cubrir el fondo de la fuente.

Cocinar por 25-30 minutos en el horno hasta que los pimientos estén blandos y la mezcla se haya calentado. Servire.

27.   Matambre a las hierbas

Las hierbas frescas no solo agregan sabor a cualquier plato, sino que están llenas de nutrientes. Las vitaminas E y K encontradas en las hierbas junto con el filete hacen de esta una entrada llenadora y nutritiva.

Ingredientes:

- 1 cucharadita tomillo fresco, trozado
- 1 cucharadita orégano fresco, trozado
- 1 cucharadita perejil fresco trozado
- 2 cucharaditas aceite de oliva
- 1/4 cucharadita ralladura de limón
- 1 diente de ajo, picado
- 1-libra matambre
- 1/4 taza vinagre de vino
- 1/4 taza caldo de carne

¿Cómo Prepararlo?:

Preclentar el horno a 400 grados.

Combinar el tomillo, orégano, aceite, ralladura de limón y ajo en un bowl pequeño. Dejar a un lado.

Calentar una sartén grande a fuego medio/alto. Agregar el matambre. Cocinar 1 minuto de cada lado hasta que se dore. Agregar el vino y caldo y cocinar otro minuto. Poner la mezcla de huervas sobre la carne y llevar la sartén al horno. Cocinar por 10 minutos. Dejar reposar 10 minutos antes de cortar el matambre diagonalmente en finas tiras.

Información Nutricional:

Calorías Totales: 456

Vitaminas: Vitamina C 93mg, Magnesio 20mg, Niacina 10mg

Azúcares: 3g

28. Pollo y Maní Salteado

Una opción de comida suave, esta ensalada de pollo contiene selenio. Actuando como un antioxidante, el selenio repara las células nerviosas, previniendo el declive cardiovascular.

Ingredientes:

- 1 taza arroz negro de grano largo, cocido
- 2 tazas pechuga de pollo, cocido y despedazado
- 1/2 taza zanahoria rallada
- 1/3 taza cebollas verdes, en rodajas
- 1/4 taza maníes tostados, dividido
- 1 cucharada cilantro fresco, trozado
- 2 cucharadas jugo de lima fresco
- 4 cucharaditas aceite de oliva
- 1 cucharadita aceite de sésamo
- 2 dientes de ajo, picados

¿Cómo Prepararlo?:

Combinar el arroz, pollo, zanahoria, cebollas, 2 cucharadas de maníes, cilantro y jugo de lima. Sacudir para combinar.

En una sartén a fuego medio, calentar aceite. Agregar la mezcla de arroz y cocinar revolviendo frecuentemente hasta que el arroz comience a dorarse y los ingredientes se hayan calentado. Servir.

Información Nutricional:

Calorías Totales: 456

Vitaminas: Vitamina C 112mg, Magnesio 111mg, Niacina 10mg

Azúcares: 3g

29.   Pollo con Cilantro y Lima

Las especias como el cilantro están llenas de vitamina C, haciendo de esta entrada cítrica una extra beneficial. Los niveles más altos de vitamina C se encuentran en los tejidos alrededor del corazón. Deje que este plato de pollo impulse el funcionamiento del corazón.

Ingredientes:

- 2 cucharadas cilantro fresco, trozado
- 2 cucharadas jugo de lima fresco
- 1 cucharadas aceite de oliva
- 4 (6-onza) pechuga de pollo, sin piel ni hueso
- 1 taza tomate, trozado
- 2 cucharadas cebolla, picado
- 2 cucharaditas jugo de lima
- 1 palta, pelada y cortada

¿Cómo Prepararlo?:

En un bowl grande, combinar cilantro, lima y pollo. Cubrir y refrigerar por una hora.

Calentar una sartén a fuego medio. Agregar el pollo y cocinar hasta que no quede rosa.

En un bowl pequeño, combinar los ingredientes remanentes. Sacudir para combinar. Servir sobre el pollo.

Información Nutricional:

Calorías Totales: 472

Vitaminas: Vitamina B6 1.8mg, Vitamina B12 3.3 μg, Vitamina C 86mg, Magnesio 126mg, Niacina 32mg

Azúcares: 11g

30.   Pollo Crujiente con Maní

Cambie el pollo diario con el sabor cremoso del maní. Los maníes dan a este clásipo plato un sabor y profundidad agregados. Los antioxidantes que tienen, ayudan a mantener el colágeno en arterias y venas, haciéndolas funcionar apropiadamente.

Ingredientes:

- 1 taza ananá fresco, trozado
- 1 cucharada cilantro fresco, trozado
- 1 cucharada cebolla colorada, picado
- 1/3 taza maní tostado sin sal
- 1 taza migas de pan de panko
- 4 (4-onza) pechuga de pollo sin piel ni hueso
- 1 cucharada aceite de oliva

¿Cómo Prepararlo?:

En un bowl pequeño, combinar el ananá, cilantro y cebolla morada. Mezclar bien y dejar a un lado.

Combinar el maní y las migas de pan en una procesadora de comida, hasta que queden bien molidos. Cubrir el pollo con la mezcla.

Calentar aceite en una sartén grande a fuego medio/alto. Agregar el pollo,cocinar hasta que no quede rosa. Servir el pollo con la mezcla de ananá.

Información Nutricional:

Calorías Totales: 792

Vitaminas: Vitamina B6, 1.1mg, Vitamina B12 6.7 µg, Vitamin D 19 µg Fósforo 824mg

Azúcares: 6g

31.   Salteado de Pollo y Anacardo

Chicken goes with everything, and adding cashews is an amazing combination! The crunch and earthiness provides and out of this world experience sure to fulfill every Vitamina And mineral needed.

Ingredientes:

- 2 cucharadas salsa hoisin, dividida
- 1 cucharadita vinagre de vino
- 3/4 cucharadita miel
- 1/2 cucharadita pimentón rojo molido
- 1-libra trozos de pechuga de pollo, en finas tiras
- 1/2 taza coarsely chopped unsalted cashews
- 2 cucharadas aceite de oliva
- 2 tazas pimiento rojo, en rodajas
- 1 diente de ajo, picado
- 1 cucharadita jengibre fresco, rallada
- 2 cebollas verdes, trozadas

¿Cómo Prepararlo?:

Calentar aceite en una sartén mediana. Agegar el ajo y

jengibre y cocinar hasta que largue aroma. Agregar el pollo, cocinar hasta que no quede rosa. Verter los ingredientes restantes y cocinar hasta que las cebollas y pimientos estén ligeramente blandos. Servir sobre arroz negro o quinoa.

Información Nutricional:

Calorías Totales: 317

Vitaminas: Vitamina A 337µg, Vitamina B6 0.3mg, Vitamina C 37mg

Minerales: Fósforo 207mg, Magnesio 6Mg, Tiamina 0.4mg

Azúcares: 6g

32. Hamburguesa de Pavo Mediterránea

Un giro en la dieta popular mediterránea, esta hamburguesa está llena de sabor. Las especias mediterráneas populares, como ajo y queso feta, proveen nutrientes extras para mejorar el funcionamiento cardiovascular.

Ingredientes:

- 1/4 taza queso feta trozado

- 1 cucharada cebolla colorada, picada

- 2 cucharadas pesto de albahaca

- 1-libra pechuga de pollo molida

- 1 diente de ajo, picado

- 2 tazas rúcula

- 2 panes pita de trigo intregral, tostados y cortados

¿Cómo Prepararlo?:

Combinar todos los ingredientes con excepción de la rúcula y el pan. Formar la mezcla en hamburguesas. Asar hasta que estén cocidas y no quede rosa.

Poner las hamburguesas entre dos rebanadas de pan pita y cubrir con rúcula. Servir.

Información Nutricional:

Calorías Totales: 472

Vitaminas: Vitamina B6 1.8mg, Vitamina B12 3.3 µg, Vitamina C 86mg, Magnesio 126mg, Niacina 32mg

Azúcares: 11g

33. Chile de Pollo y Frijoles Blancos

Este chili completo es una gran fuente de hierro. El hierro está directamente conectado a la salud y funciones del corazón. No solo ayuda a la circulación adecuada de la sangre, sino que crea caminos para ayudar a prevenir el declive cardiovascular.

Ingredientes:

- 1 cucharada aceite de oliva
- 2 tazas cebolla, en cubos
- 1 cucharadas chile en polvo
- 2 diente de ajo, picado
- 1 cucharaditas comino molido
- 1 cucharadita orégano seco
- 3 tazas frijoles Cannellini
- 4 tazas caldo de hueso de pollo
- 3 tazas pechuga de pollo, sin piel ni hueso, trozado
- 1 (14 onza) lata de tomates en cubos

¿Cómo Prepararlo?:

Combinar todos los ingredientes en una olla de cocción

lenta. Cocinar a fuego alto por 4 horas o bajo por 8 horas.

Remover el pollo y desmenuzar. Volver a poner en la olla. Tapar y cocinar otros 30 minutos adicionales. Servir.

Información Nutricional:

Calorías Totales: 456

Vitaminas: Vitamina C 93mg, Magnesio 20mg, Niacina 10mg

Azúcares: 3g

34.   Salmón Braseado con Manzana y Col

Esta puede ser una de las recetas más simples, llena de sabor y una abundancia de vitaminas y minerales. Con más de la cantidad recomendada diaria de vitamina B12, D y Niacina, esta receta simple impulsará las habilidades diarias de su corazón.

Ingredientes:

- 1 cucharadita aceite de oliva
- 2 (8 onza) filetes de salmón
- Sal Kosher y Pimienta Negra
- 2 tazas col china, cortada finamente
- 1 red apple, rallada
- 4 cebollas verdes, cortada finamente
- 1/3 taza yogurt griego natural
- 1 cucharadita miel
- 2 cucharadas jugo de limón fresco

¿Cómo Prepararlo?:

Calentar el aceite en una sartén grande a fuego medio/alto. Brasear el salmón hasta que quede firme.

Mientras tanto, en un bowl mediano, sacudir los ingredientes restantes. Verter en un plato y poner el salmón encima. Servir.

Información Nutricional:

Calorías Totales: 333

Vitaminas: Vitamina A 371 µg, Vitamina B6 1.3mg, Vitamina B12 1.2 µg, Vitamina C 28mg

Minerales: Fósforo 359mg, Selenio 30 µg, Zinc 2mg, Niacina 11mg

Azúcares: 6g

35.   Pimiento del Sudoeste Relleno de Frijoles Negros

Una gran alternativa baja en carbohidratos a la cocina tradicional del sudoeste. La mezcla de frijoles negros y arroz negro combinan para hacer una perfecta proteína, dándole al sistema cardiovascular los nutrientes que necesita para funcionar.

Ingredientes:

- 2 pimientos rojos grandes

- 1 cucharada aceite de oliva, dividido

- 1 diente de ajo, picado

- 1 cebolla pequeña, trozada

- 1 taza frijoles negros, cocidos

- 1 taza arroz negro cocido

- 2 tazas salsa, preferentemente casera

- 1/4 taza cilantro fresco, trozado

- 1/4 taza queso cheddar rallado

¿Cómo Prepararlo?:

Precalentar el horno a 375 grados.

Cortar las tapas de los pimientos y remover las semillas y parte blanca, creando un bowl. Poner en una fuente de hornear rociada con antiadherente.

Calentar aceite de oliva en una olla grande a fuego medio y agregar cebollas y ajo. Verter los frijoles, arroz y salsa. Cocinar hasta que esté caliente.

Poner la mezcla en los pimientos y cubrir con queso. Cocinar 20 a 25 minutos hasta que los pimientos estén blandos y el relleno caliente.

Información Nutricional:

Calorías Totales: 536

Vitaminas: Vitamina A 325µg, Vitamina B6 1.1mg, Vitamina C 261mg, Vitamin E 8mg, Vitamina K 44µg

Minerales: Magnesio 138mg, Fósforo 387mg, Folate 180µg, Tiamina 0.5mg

Azúcares: 15g

36.   Halibut Asiático

Combinar el halibut y jengibre en esta fresca y crocante entrada, crea una super fuerza de vitaminas y minerales impulsadoras del corazón. El repollo rojo es una fuente poderosa anti envejecimiento, mientras el halibut está lleno de omega 3 y vitamina B para darle al corazón energía extra.

Ingredientes:

- 1 cucharada jugo de lima
- 1 cucharadita jengibre fresco, rallado
- 2 cucharadas aceite de oliva
- 1 taza pimiento rojo, en rodajas
- 1 cebolla colorada pequeña, cortada finamente
- 1 cucharada semillas de sésamo, tostadas
- 2 (6-onza) piezas filete de halibut

¿Cómo Prepararlo?:

En un bowl grande, combinar el jugo de lima, jengibre, 1 cucharada de aceite, pimiento rojo, cebolla y semillas de sésamo, y mezclar.

Calentar la cucharada restante de aceite en una sartén grande a fuego medio/alto. Agregar el halibut y cocinar hasta que esté traslúcido y firme. Transferir a un plato y cubrir con los vegetales. Servir.

Información Nutricional:

Calorías Totales: 416

Vitaminas: Vitamina B6 1.4mg, Vitamina B12 2.8μg

Minerales: Fósforo 559mg, Niacina 23mg

Azúcares: 7g

37. Pollo Relleno de Hinojo Y Tomates Balsámicos

El hinojo y tomate aseguran que este plato de pollo contenga vitamina C, mientras el pollo provee Selenio, que ayuda a mantener la salud del corazón.

Ingredientes:

- 2 cucharadas hojas de tomillo fresco
- 4 (6-onza) pechugas de pollo, sin piel ni hueso
- 2 cucharadas aceite de oliva
- 2 tomates, en cubos
- 1 chalote, cortado finamente
- 1 cucharada vinagre de vino
- 1 bulbo de hinojo, en rodajas

¿Cómo Prepararlo?:

Precalentar el horno a 400 grados.

Calentar aceite en una sartén a fuego medio, agregar el hinojo y tomillo. Cocinar hasta que el hinojo se deshaga. Hacer un tajo en la parte más gruesa de cada pechuga de pollo. Rellenar con el hinojo cocido. Poner en una fuente de hornear y cocinar por 15 a 20 minutos hasta que no quede rosa.

Mezclar los tomates, chalotes y vinagre en un bowl pequeño. Cortar el pollo, si se desea, y servir con la ensalada de tomate.

Información Nutricional:

Calorías Totales: 315

Vitaminas: Vitamina A 210 µg, Vitamina B6 0.5mg, Vitamina B12 0.9 µg, Vitamina K 98µg

Minerales: Calcio 444mg, Potasio 1050mg, Riboflavina 0.5mg, Niacina 6mg

Azúcares: 15g

38.   Pollo Sureño y Col Rizada

Los vegetales de hoja están llenos de vitamina C, haciendo esta entrada inspirada en el sur extra beneficial. Los niveles más altos de vitamina C se encuentran en los tejidos del corazón, donde la energía se usa más frecuentemente.

Ingredientes:

- 2 cucharadas aceite de oliva
- 4 (6-onza) pechugas de pollo, sin piel ni hueso
- 2 cucharaditas Sazón de Cajún
- 4 dientes de ajo, picados
- 1 pimiento rojo, trozado
- 2 tazas col rizada, en rodajas
- 1 taza guisantes negros, cocidos

¿Cómo Prepararlo?:

Calentar 1 cucharada de aceite en una sartén grande a fuego medio. Sazonar el pollo con el aderezo de cajún, cocinar hasta que dore y sin rosa remanente. Transferir a los platos.

Mientras tanto, en una segunda sartén, calentar el aceite

restante a fuego medio/alto. Agregar el ajo y pimiento y cocinar, revolviendo frecuentemente, hasta que empiecen a ablandarse. Agregar la col rizada y cocinar hasta que ablanden. Verter los guisantes y cocinar nuevamente. Servir con el pollo.

Información Nutricional:

Calorías Totales: 589

Vitaminas: Vitamina B6 0.5mg, Vitamin E 3mg, Vitamina K 50µg

Minerales: Magnesio 132mg, Fósforo 433mg, Selenio 85µg, Zinc 4mg

Azúcares: 6g

39. Cordero del Oriente Medio con Arróz con Azafrán

El cordero no es solamente para ocasiones especiales. Es una gran fuente de zinc, hierro y vitamina B12, y debería ser comido más frecuentemente.

Ingredientes:

- 1 taza arroz negro de grano largo
- 1 cucharadita polvo de curry
- 2 cucharadas albahaca fresca, trozado
- 1 cucharada aceite de oliva
- 1 cucharada jugo de limón
- 2 diente de ajo, picados
- 8 pequeñas costillas o chuletas de cordero

¿Cómo Prepararlo?:

Cocinar el arroz como diga el paquete, agregando el polvo de curry al agua antes de iniciar. Una vez cocido, agregar albahaca.

Mientras tanto, calentar el aceite en una sartén grande a fuego medio/alto. Agregar ajo y cocinar hasta que largue aroma. Agregar el cordero y cocinar hasta que esté firme, y levemente rosa en el medio. Servir el cordero sobre el arróz. Rociar con jugo de limón.

Información Nutricional:

Calorías Totales: 617

Vitaminas: Vitamina A 337μg, Vitamina B6 0.3mg, Vitamina C 37mg

Minerales: Fósforo 207mg, Magnesio 6

Mg, Tiamina 0.4mg

Azúcares: 6g

40. Salmón Glaseado con Miel, Con Jengibre y Espinaca

Combinar miel y espinaca es un clásico. La miel endulza el sabor terroso de la espinaca, no solo creando un balance de sabor, sino un plato completo rico en vitaminas y minerales.

Ingredientes:

- 1 cucharada miel
- 3 cucharaditas salsa hoisin
- 2 (8 onza) filetes de salmón
- 1 cucharada aceite de oliva
- 1 pimiento rojo, cortado finamente
- 1 cucharada chopped fresh ginger
- 3 tazas espinaca, trozado
- 1 cucharada semillas de sésamo tostadas

¿Cómo Prepararlo?:

Calentar la parrilla. En un bowl pequeño, combinar la miel y 1 cucharadita de la salsa hoisin.

Poner el salmón en una bandeja para parrilla forrada con aluminio. Asar por 5 minutos. Verter la mezcla de miel sobre el salmón y asar hasta que el salmón esté firme.

Mientras tanto, calentar el aceite en una sartén grande a fuego medio/alto. Agregar el pimiento y cocinar, revolviendo ocasionalmente hasta que ablande un poco, y agregar el jengibre.

Agregar la espinaca y cocinar hasta que marchite. Verter las cucharadas restantes de salsa hoisin. Servir con el salmón y rociar con semillas de sésamo.

Información Nutricional:

Calorías Totales: 441

Vitaminas: Vitamina A 216µg, Vitamina B6 1.2mg, Vitamina C 82mg, Vitamina K 183µg

Minerales: Niacina 14mg, Magnesio 115mg, Fósforo 397mg, Selenio 32µg

Azúcares: 9g

41.   Guiso de Pollo y Frijoles Blancos

Una gran sopa de otoño, la sopa de frijoles blancos y pollo es perfecta para un día frío. Una variedad de vegetales hacen de este un plato completo, mientras el pollo le da a esta sopa un impulso de proteína.

Ingredientes:

- 1 cucharada aceite de oliva extra virgen, dividido
- 1/2 taza zanahoria, en cubos
- 1 (8 onza) pechuga de pollo sin piel ni hueso, cortada en cuartos
- 1 diente de ajo, picado
- 5 tazas caldo de hueso de pollo
- 1 cucharadita mejorana seca
- 2 tazas espinaca, trozado
- 1 taza frijoles Cannellini
- 1/4 taza queso parmesano rallado
- 1/3 taza albahaca fresca, trozado

¿Cómo Prepararlo?:

Calentar la mitad del aceite en una olla grande a fuego

medio/alto. Agregar las zanahorias y pollo, y cocinar, dándo vuelta el pollo y revolviendo constantemente, hasta que el pollo empiece a dorarse. Agregar el ajo y cocinar hasta que laruge aroma. Verter el caldo y mejorana, y llevar a punto de hervor. Reducir el fuego y hervir a fuego lento, revolviendo ocasionalmente, hasta que el pollo se haya cocido.

Transferir las piezas de pollo a una tabla de cortar y dejar enfriar. Agregar espinaca y frijoles y llevar a hervor.

Combinar el aceite restante, queso parmesano y albahaca en una procesadora, hasta que se forme una pasta, agregando un poco de agua si es necesario.

Cortar el pollo en trozos del tamaño de un bocado. Verter el pollo y el pesto en la olla. Calentar. Servir en bowls.

Información Nutricional:

Calorías Totales: 441

Vitaminas: Vitamina A 216µg, Vitamina B6 1.2mg, Vitamina C 82mg, Vitamina K 183µg

Minerales: Niacina 14mg, Magnesio 115mg, Fósforo 397mg, Selenio 32µg

Azúcares: 9g

42.   Bowl de Lasagna

Llena de vitamina K, esta lasagna es un impulsador del corazón. La vitamina K regula el calcio en la sangre, mejorando la salud cardiovascular general.

Ingredientes:

- 8 onzas rotini de trigo integral, cocido
- 1 cucharada aceite de oliva
- 1 cebolla, trozada
- 3 dientes de ajo, picado
- 1 taza champiñones, en rodajas
- 1 14-onza tomates en lata con hierbas italianas
- 2 tazas espinaca, trozada
- 1/2 cucharadita pimentón rojo molido
- 3/4 taza queso ricota

¿Cómo Prepararlo?:

Calentar aceite en una sartén grande a fuego medio. Agregar cebolla y ajo y cocinar, revolviendo, hasta que ablanden y empiecen a dorarse. Agregar los champiñones y cocinar hasta que larguen su líquido. Agregar los tomates, espinaca y pimentón rojo molido. Cocinar hasta que la espinaca se haya marchitado.

Mezclar la salsa con la pasta y dividir en 4 bowls. Cubrir cada porción con ricota.

Información Nutricional:

Calorías Totales: 518

Vitaminas: Vitamina A 137μg, Vitamina B6 1.3mg, Vitamina C 26mg, Vitamina K 125μg,

Minerales: Niacina 14mg, Fósforo 420mg, Selenio 46μg, Zinc 3mg

Azúcares: 24g

43.   Pollo con Orzo y Tomates Secos

Un poderoso plato con agentes antiinflamatorios, incrementa el flujo de sangre y provee a las células del corazón con el oxígeno que necesitan. Cada uno de estos ingredientes debería ser consumido con regularidad.

Ingredientes:

- 8 onzas orzo, preferentemente de trigo integral, cocido
- 1 taza agua
- 1/2 taza tomates secos cortados
- 1 diente de ajo, picado
- 3 cucharaditas mejorana fresca trozado
- 1 cucharada vinagre de vino rojo
- 1 cucharada aceite de oliva, dividido
- 4 pechugas de pollo, sin piel ni hueso
- 1/4 taza queso parmesano rallado

¿Cómo Prepararlo?:

Poner los tomates secos, agua, ajo, mejorana, vinagre y la mitad del aceite en una batidora. Mezclar hasta que queden solo unos pedazos. Agregar agua si es necesario.

Calentar el aceite restante en una sartén grande a fuego medio/alto. Agregar el pollo y cocinar hasta que dore por fuera y no tenga más rosa en el medio. Remover del fuego y mantener caliente.

Verter la salsa de tomate en la olla y hervir. Agregar el orzo y cocinar, revolviendo constantemente. Dividir en platos y cubrir con queso.

Cortar el pollo. Poner sobre cada porción de pasta. Servir

Información Nutricional:

Calorías Totales: 532

Vitaminas: Vitamina A 413µg, B-6 0.6mg, B-12 1.4µg, Vitamina C 76mg, Vitamina K 300µg

Minerales: Copper 850 µg, Iron 4mg, Magnesio 97mg, Niacina 9mg, Fósforo 599mg, Selenio 46µg, Zinc 4mg

Azúcares: 12g

44.   Pollo Con Costra de Almendras

Una gran alternativa al pollo frito de cada día. Las almendras dan textura, sabor y proteína. Las proteínas dan fuerza a las arterias y el corazón.

Ingredientes:

- 1/2 taza almendas cortadas

- 1/4 taza harina de trigo integral

- 1 1/2 cucharaditas pimentón

- 1/2 cucharadita polvo de ajo

- 1/2 cucharadita mostaza seca

- 1/4 cucharadita sal

- 1/8 cucharadita pimienta molida fresca

- 1 1/2 cucharaditas aceite de oliva extra virgen

- 4 claras de huevos grandes

- 1-libra tiras de pollo

¿Cómo Prepararlo?:

Precalentar el horno a 475 grados. Cubrir una fuente con papel de aluminio y rociar con antiadherente.

Poner las almentras, harina, pimentón, polvo de ajo, mostaza, sal y pimienta en una procesadora. Mezclar hasta que las almendras estén cortadas finamente y el pimentón se haya mezclado por completo. Con el motor aún funcionando, verter el aceite y combinar. Transferir la mezcla a un plato playo.

Batir las claras de huevo en otro plato. Agregar las tiras de pollo y voltear para cubrir. Transferirlas a la mezcla de almendra. Cubrir por completo. Poner las tiras en la fuente para hornear.

Cocinar el pollo hasta que estén doradas, crujientes y no quede rosa, 20 a 25 minutos.

Información Nutricional:

Calorías Totales: 518

Vitaminas: Vitamina A 137µg, Vitamina B6 1.3mg, Vitamina C 26mg, Vitamina K 125µg,

Minerales: Niacina 14mg, Fósforo 420mg, Selenio 46µg, Zinc 3mg

Azúcares: 24g

45.   Pollo con Jarabe y Dijón

La mostaza de Dijón le da a este pollo un golpe, mientras que el jarabe de popcornsherry vinegararce le da un dulzor balanceado. Este pollo está lleno de minerales para mantener al corazón bombeando.

Ingredientes:

- 3 cucharadas Mostaza de Dijón

- 2 cucharadas jarabe de arce

- 2 cucharadas aceite de oliva, dividido

- 1 cucharada tomillo fresco, trozado

- 2 (8 onza) pechugas de pollo, sin piel ni hueso

¿Cómo Prepararlo?:

Batir la mostaza, jarabe de arce, 1 cucharada de aceite, tomillo, pimienta y sal en un bowl grande. Agregar el pollo y rotar para cubrir por completo. Cubrir y marinar en la nevera por mínimo 30 minutos, y hasta 6 horas.

Precalentar el horno a 400 grados. Cubrir una fuente de hornear con papel aluminio y rociar con antiadherente. Poner el pollo en la fuente.

Cocinar hasta que dore y se cocine. Servir.

Información Nutricional:

Calorías Totales: 229

Vitaminas: Vitamina A 178µg, Vitamina B6 0.4mg, Vitamina B12 1.5µg, Vitamina C 26mg, Vitamina K 113µg

Minerales: Fósforo 365mg, Selenio 54µg, Magnesio 32mg

Azúcares: 4g

46.   Fettuccine y Coles de Bruselas

Una opción rápida para la noche, este fettucine y coles de bruselas en un cambio maravillosa para una cena diaria. No siendo típicamente un favorito, las coles de bruselas son mejores que el maíz, no solo por el sabor sino por las numerosas vitaminas y minerales.

Ingredientes:

- 12 onzas fettuccine de trigo integral, cocido
- 1 cucharada aceite de oliva
- 4 tazas champiñones, en rodajas
- 4 tazas Coles de brucelas, cortadas finamente
- 1 cucharada ajo picado
- 2 cucharadas vinagre de jerez
- 1 taza leche descremada
- 1 taza queso parmesano rallado

¿Cómo Prepararlo?:

Calentar aceite en una sartén grande a fuego medio. Agregar champiñones y coles de bruselas y cocinar, revolviendo constantemente, hasta que los champiñones hayan largado su líquido. Agregar ajo y cocinar, revolviendo hasta que largue aroma. Agregar el vinagre de jerez, sacando pedazos negros. Llevar a punto de hervor y revolver hasta que haya evaporado casi por completo.

Agregar la leche a la sartén y hervir. Bajar el fuego y verter el queso hasta que endurezca. Agregar la salsa a la pasta y mezclar gentilmente. Servir

Información Nutricional:

Vitaminas: Vitamina B6 .4mg, Vitamina B12 1µg

Minerales: Fósforo 280mg, Selenio 32µg, Niacina 6mg, Zinc 3mg, Riboflavina 0.3mg

Azúcares: 3g

47.   Salmón Dulce y Picante

Un balance perfecto de cremoso y fresco. El salmón provee grasas saludables y vitamina B, manteniendo el corazón saludable y funcionando al máximo de sus habilidades.

Ingredientes:

- 3 cucharadas miel

- 1 cucharada salsa hoisin

- 4 cucharaditas mostaza picante

- 1 cucharadita vinagre de arroz

- 4 (6-onza) filetes de salmón

¿Cómo Prepararlo?:

Precalentar el horno a 425 grados.

Combinar la miel, salsa hoisin, mostaza y vinagre de arroz en una olla pequeña. Hervir.

Poner el pescado en una fuente de hornear con papel aluminio, rociada con antiadherente. Cocinar por 12 minutos y remover del horno.

Prevalentar la parrilla. Pincelar la salsa sobre el salmón. Asarp or 3 minutos hasta que esté firme. Servir.

Información Nutricional:

Calorías Totales: 518

Vitaminas: Vitamina A 137µg, Vitamina B6 1.3mg, Vitamina C 26mg, Vitamina K 125µg,

Minerales: Niacina 14mg, Fósforo 420mg, Selenio 46µg, Zinc 3mg

Azúcares: 24g

48.   Pechuga de Pavo con Costra de Hierbas

Las hierbas frescas no solo agregan sabor a cualquier plato, sino que están llenas de nutrientes. Las vitaminas E y K encontradas en las hierbas frescas, combinadas con la pechuga de pavo, hacen de esta una alternativa completa al pollo.

Ingredientes:

- 1 libra mitad de pechuga de pavo con piel

- 3 cucharada jugo de lima

- 2 cucharada aceite de oliva

- 4 diente de ajo, picado

- 1 cucharadita orégano seco

- 1/2 cucharadita estragón seco

- 1/2 cucharadita pimentón rojo molido

¿Cómo Prepararlo?:

Precalentar el horno a 325 grados.

Rociar una fuente de hornear de vidrio con antiadherente. Poner el pavo en la fuente.

En un bowl pequeño, revolver los ingredientes restantes. Verter la mezcla sobre el pavo, lo más equitativamente posible.

Cocinar el pavo, cubierto, por 20 minutos. Destapar y continuar cocinando hasta que no quede rosa. Dejar reposar por 10 minutos. Cortar y servir.

Información Nutricional:

Calorías Totales: 518

Vitaminas: Vitamina A 137µg, Vitamina B6 1.3mg, Vitamina C 26mg, Vitamina K 125µg,

Minerales: Niacina 14mg, Fósforo 420mg, Selenio 46µg, Zinc 3mg

Azúcares: 24g

49.   Estofado De Pescado

Una gran alternativa al estofado de carne, el de pescado está lleno de vitaminas y minerales tradicionales, pero con la adhesión de grasas saludables y omega 3 que completan este plato.

Ingredientes:

- 1 cucharadita aceite de oliva
- 1 pimiento verde mediano, trozado
- 1 medium zanahoria, trozado
- 1/2 cebolla mediana, trozado
- 1 (14 onza) tomates en lata en cubos
- 1 taza agua
- 1 papa de Idaho, pelada y cortada
- 1 cucharadita Sazón de Cajún
- 3 (4 onza) filetes de halibut, en cubos

¿Cómo Prepararlo?:

En una olla de sopa grande, calentar el aceite a fuego medio/alto. Cocinar el pimiento, zanahoria y cebolla hasta que estén blandos, revolviendo frecuentemente. Verter los tomates, agua, papa y sazón de Cajún. Hervir. Reducir el calor y cocinar a fuego lento, cubierto, por 20 minutos, o hasta que los trozos de papa estén blandos.

Gentilmente verter el pescado. Cocinar tapado por 5 minutos o hasta que el pescado se desmenuce fácilmente con un tenedor. Remover del fuego y servir en bowls.

Información Nutricional:

Calorías Totales: 589

Vitaminas: Vitamina B6 0.5mg, Vitamin E 3mg, Vitamina K 50µg

Minerales: Magnesio 132mg, Fósforo 433mg, Selenio 85µg, Zinc 4mg

Azúcares: 6g

50. Pargo Mediterráneo con Ensalada de Pepino

Un giro en la popular dieta Mediterránea, este plato de pescado es fresco y lleno de sabor. Las especias mediterráneas populares, como el ajo y el pepino, proveen extra nutrientes para mejorar la función del corazón.

Ingredientes:

- 4 (4 onza) filetes de pargo rojo
- 2 cucharadas jugo de limón
- 1/2 cucharadita orégano seco
- 1/4 cucharadita pimentón
- 1/2 taza salsa
- 3/4 taza pepino, trozado
- 2 cucharadas alcaparras, sin líquido
- 1/2 cucharadita ralladura de limón
- 1 cucharada aceite de oliva

¿Cómo Prepararlo?:

Precalentar el horno a 400 grados. Rociar una fuente de hornear con antiadherente.

Poner el pescado en una capa en la fuente. Verter 2 cucharadas de jugo de limón sobre el pescado. Espolvorear con orégano y pimentón. Cocinar por 10 minutos, o hasta que el pescado de deshaga fácilmente. Transferir a platos de servir.

En un bowl pequeño, combinar los ingredientes restantes. Verter sobre el pescado y servir.

Información Nutricional:

Calorías Totales: 317

Vitaminas: Vitamina A 337µg, Vitamina B6 0.3mg, Vitamina C 37mg

Minerales: Fósforo 207mg, Magnesio 6 Mg, Tiamina 0.4mg

Azúcares: 6g

51.   Ensalada de Pollo y Arándanos

También conocidos como una súper comida, los arándanos están llenos de antioxidantes, que aseguran un corazón saludable y protegen los vasos sanguíneos.

Ingredientes:

- 5 tazas vegetales mixtos
- 1 ½ taza arándanos, dividido
- 1/4 taza almendras plateadas
- 2 tazas pechugas de pollo en cubos, cocida
- 1/4 taza aceite de oliva
- 1/4 taza vinagre de sidra de manzana
- 2 cucharadas miel

¿Cómo Prepararlo?:

En un bowl grande, mezclar los vegetales, 1 taza de arándanos, almendras y pechugas de pollo.

En una batidora, combinar el aceite de oliva, vinagre de sidra de manzana, arándanos restantes y miel. Combinar hasta que esté suave. Verter algunas cucharadas sobre la ensalada y servir.

Información Nutricional:

Calorías Totales: 589

Vitaminas: Vitamina B6 0.5mg, Vitamin E 3mg, Vitamina K 50µg

Minerales: Magnesio 132mg, Fósforo 433mg, Selenio 85µg, Zinc 4mg

Azúcares: 6g

52. Matambre Con Salsa de Palta y Mango

La palta y el mango juntos hacen una pareja perfecta con la carne. Esta entrada incluye hierro, grasas saludables y vitamina C, para darle al corazón el impulso que necesita para funcionar eficientemente.

Ingredientes:

- 2 libras matambre

- 3 cucharadas aceite de oliva

- 3 cucharadas jugo de lima, dividido

- 1 cucharada salsa hoisin

- 3 dientes de ajo, picados

- 3 naranjas, peladas y cortadas

- 2 paltas maduras, sin carozo y trozadas

- 1 chalote, picado

- 3 cucharadas perejil picado fresco

¿Cómo Prepararlo?:

Poner el matambre en una bolsa de freezer grande.

Combinar el aceite, 2 cucharadas de jugo de lima, salsa hoisin y ajo en un bowl pequeño. Verter sobre el matrambre, cerrar la bolsa y voltear para cubrir. Refrigerar 1 hora.

Precalentar la parrilla a fuego medio/alto. Remover el matambre de la bolsa y deshechar la marinara. Asar 6 a 7 minutos de cada lado o hasta que se obtenga la cocción deseada. Dejar reposar 10 minutos antes de cortar.

Mientras tanto, combinar las naranjas, palta, chalote, perejil y jugo de lima en un bowl mediano.

Servir la mezcla sobre el matambre.

Información Nutricional:

Calorías Totales: 416

Vitaminas: Vitamina B6 1.4mg, Vitamina B12 2.8µg

Minerales: Fósforo 559mg, Niacina 23mg

Azúcares: 7g

53.   Atún Picante con Verduras Sichuan

Una gran alternativa al salmón, el atún de aleta amarilla está lleno de vitaminas B. Los nutrientes encontrados en este pescado permiten una circulación óptima del oxígeno, y los vegetales Sichuan pictantes le dan a esta entrada un golpe extra.

Ingredientes:

- 1 (8 onza) filetes de atún de aleta amarilla
- 3 cucharadas salsa hoisin
- 2 cucharadas toasted aceite de sésamo
- 2 cucharadas vinagre de sidra de manzana
- 1 diente de ajo, picado
- 1 cucharadita jengibre fresco rallado
- 1/4 cucharadita hojuelas de pimientón rojo
- 1 libra frijoles verdes, cortados
- 1 pimiento rojo, en rodajas
- 1 small cebolla colorada, en rodajas
- 2 cucharadas salsa Sichuan

¿Cómo Prepararlo?:

Combinar una cucharada de salsa hoisin, 2 cucharadas de aceite, vinagre, ajo y jengibre en un bowl pequeño. Poner el atún en una fuente de hornear plana y poner la marinara encima. Refrigerar por 30 minutos y hasta 24 horas.

Precalentar el grill a fuego medio/alto. Asar el atún hasta que esté firme pero levemente rosa adentro.

Llevar una olla de agua a hervor, y agregar los frijoles verdes. Cocinar por 2 minutos, colar y lavar con agua fria.

Calentar una sartén grande o wok a fuego medio/alto. Agregar el aceite de sésamo restante, los frijoles verdes, pimentón rojo y cebollas. Verter la salsa hoisin y Sichuan, y revolver rápidamente por 1 minuto. Servir sobre el atún.

Información Nutricional:

Calorías Totales: 441

Vitaminas: Vitamina A 216µg, Vitamina B6 1.2mg, Vitamina C 82mg, Vitamina K 183µg

Minerales: Niacina 14mg, Magnesio 115mg, Fósforo 397mg, Selenio 32µg

Azúcares: 9g

54.   Papas Rellenas del Sudoeste

Las papas ricas en beta-carotenos combinadas con la proteína perfecta de los frijoles negros, hacen de este plato uno completo. Esto mantendrá a su corazón fuerte y bombeando.

Ingredientes:

- 3 papas blancas medianas, lavadas
- 1 cucharada aceite de oliva
- 1 (15 onza) tomates en lata tostados, con jugo
- 1 taza frijoles negros, cocidos
- 1 cucharadita comino molido
- 1 cucharadita chile en polvo
- 1/2 cucharadita polvo de ajo
- 1/2 taza queso cheddar rallado
- 3 cebollas verdes, en rodajas

¿Cómo Prepararlo?:

Precalentar el horno a 400 grados. Pinchar las papas con un tenedor, frotar en aceite y cocinar por 45-50 minutos, hasta que estén blandas.

Mientras tanto, mezclar los tomates, frijoles negros y sazón en un bowl mediano.

Una vez que estén listas las papas, cortarlas al medio. Sacar la mayoría del relleno y agregar al bowl con la mezcla de frijoles. Mezclar y dividir en las cáscaras de papa. Cubrir con queso y volver al horno. Cocinar por 10-15 minutos, hasta que el queso se haya derretido.

Poner cebolleta encima y servir.

Información Nutricional:

Calorías Totales: 518

Vitaminas: Vitamina A 137µg, Vitamina B6 1.3mg, Vitamina C 26mg, Vitamina K 125µg,

Minerales: Niacina 14mg, Fósforo 420mg, Selenio 46µg, Zinc 3mg

Azúcares: 24g

55.   Pinchos de Pollo con Miel y Mostaza

Un plato veraniego para todo el año, estos pinchos pueden ser horneados o asados. Cuando se asan, tienen un sabor dulce ahumado y exceso de vitamina A.

Ingredientes:

- 1 libra pechugas de pollo, sin piel ni hueso, en cubos
- 1 pimiento rojo, en cubos
- 1 cebolla colorada, en cubos
- 10 tomates uva
- 3 cucharadas aceite de oliva
- 1 cucharada Mostaza de Dijón
- 2 cucharadas miel
- 1 taza cuscús

¿Cómo Prepararlo?:

Precalentar el horno a 375 grados. Preparar una fuente de hornear con papel aluminio y spray antiadherente.

Formar los pinchos con pollo, pimiento, cebolla y tomate, alternando los ingredientes hasta que no quede ninguno.

En un bowl pequeño, combinar los ingredientes restantes. Cepillar sobre lo pinchos y poner en la fuente preparada. Cocinar por 25 a 30 minutos, hasta que esté cocido. Servir sobre el cuscús.

Información Nutricional:

Calorías Totales: 532

Vitaminas: Vitamina A 413µg, B-6 0.6mg, B-12 1.4µg, Vitamina C 76mg, Vitamina K 300µg

Minerales: Copper 850 µg, Iron 4mg, Magnesio 97mg, Niacina 9mg, Fósforo 599mg, Selenio 46µg, Zinc 4mg

Azúcares: 12g

56.   Chile del Sudoeste de Cocción Lenta

Un plato rápido para una noche de invierno, el chile lo mantendrá caliente y a su corazón bombeando. Lleno de hierro y proteína, mantiene los vasos sanguíneos fuertes y abiertos para una circulación esencial.

Ingredientes:

- 1-libra pavo magro molido, cooked
- 1 taza frijoles
- 1 diente de ajo, picado
- 1/2 taza cebolla, trozada
- 3 tazas caldo de hueso de pollo
- 1 1/2 tazas granos de maíz
- 1/2 taza pimiento rojo, en cubos
- 2 cucharadas chile en polvo
- 1 cucharadita comino

¿Cómo Prepararlo?:

Agregar los ingredientes restantes a la olla de cocción lenta y cocinar a fuego lento por 6 a 8 horas, o alto por 4 horas. Servir.

Información Nutricional:

Calorías Totales: 310

Vitaminas: Vitamin D 9µg, Vitamin E 4mg, Vitamina K 62µg

Minerales: Fósforo 223mg, Selenio 21µg, Niacina 5mg

Azúcares: 6g

57. Envuelto Balsámico de Espinaca y Vegetales

El vinagre balsámico le da a estos envueltos vegetales un cierre para crear una comida suave y rápida. Llena de diferentes vegetales, este envuelto contiene una variedad de vitaminas y minerales para ayudar con la función diaria del corazón.

Ingredientes:

- 1 cucharada aceite de oliva
- 1 calabacín pequeño, cortado en finas tiras
- 1 pimiento rojo, cortado en finas tiras
- 1 cebolla pequeña, cortado en finas tiras
- 1/4 taza champiñones, trozado
- 1/2 taza espinaca
- 2 dientes de ajo, picados
- 2 cucharada miel
- 1/4 taza vinagre balsámico
- 2 tortillas grandes de trigo integral

¿Cómo Prepararlo?:

En una sartén mediana, calentar aceite de oliva a fuego

medio. Una vez caliente, combinar todos los ingredientes a excepción de la miel, vinagre y tortillas. Cocinar hasta que los vegetales estén blandos. En una olla pequeña, combinar la miel y vinagre. Cocinar a fuego medio, llevar a hervor y cocinar a fuego lento hasta que espese. Revolver frecuentemente.

En una superficie plana, poner las tortillas. Dividir los vegetales cocidos entre las tortillas y rocias con vinagre y miel. Doblar y enrollar en la forma de un burrito. Servir.

Información Nutricional:

Calorías Totales: 522

Vitaminas: Vitamina A 284µg, Vitamina B6 0.6mg, Vitamina C 99mg, Vitamina K 190µg

Minerales: Potasio 1047mg, Fósforo 283mg

Azúcares: 44g

58. Halibut Con Garbanzos Y Tomates

El tomate es una gran fuente de vitamina C y puede fácilmente ser agregado a cualquier plato. Pruebe el tomate con garbanzos y halibut para un cambio, para probar algo nuevo, o simplemente para un impulso de vitamina C.

Ingredientes:

- 2 cucharadas aceite de oliva
- 1 green cebolla, cortada finamente
- 8 tomates cherry, en cuartos
- 4 hojas de salvia frescas, trozado
- 1 taza garbanzos
- 2 (6 onza) filetes de halibut

¿Cómo Prepararlo?:

A fuego medio, en una cacerola, agregar la mitad del aceite y cebolla. Cocinar hasta que esté traslúcida. Agregar los tomates, salvia y garbanzos. Apagar el fuego y cubrir para mantener caliente.

A fuego medio/alto, en una cacerola diferente con el aceite restante, dorar ambos lados del pescado, hasta que esté firme.

Para servir, poner los garbanzos en un plato, y el pescado encima. Servir.

Información Nutricional:

Calorías Totales: 229

Vitaminas: Vitamina A 178µg, Vitamina B6 0.4mg, Vitamina B12 1.5µg, Vitamina C 26mg, Vitamina K 113µg

Minerales: Fósforo 365mg, Selenio 54µg, Magnesio 32mg

Azúcares: 4g

59.   Rollos de Lasagna

Esta entrada de lasagna está llena de vitaminas y minerales para mantener a su corazón activo. Cada rollo es del tamaño perfecto para una cena individual o un adicional para una comida familiar.

Ingredientes:

- 10 placas de lasagna de trigo integral, cocido
- 1 (24 onzas) jarra de salsa marinara
- 1 cucharada aceite de oliva
- 2 dientes de ajo, picado
- 6 tazas espinaca suave, trozado
- 1 taza queso ricota
- 1 1/2 queso muzzarela rallado
- 1/2 taza queso cottage (cuajada pequeña si es posible)
- 1 clara de huevo
- 1 cucharadita orégano seco
- 1/4 taza queso parmesano rallado

¿Cómo Prepararlo?:

Precalentar el horno a 425 grados. Agregar 1 ¼ tazas de marinara a una cacerola.

En una sartén grande, agregar el aceite y calentar a fuego medio/bajo. Saltear el ajo por un minuto. Agregar la espinaca cortada y saltear hasta que marchite, unos 3 minutos.

En un bowl grande, combinar el ajo, espinaca, ricota, muzzarella, queso cottage, clara de huevo, orégano, sal y pimienta.

En una fuente cubierta con papel manteca, acomodar las placas de lasagna, agregar ¼ taza de mezcla de espinaca y queso a cada placa, esparciendo equitativamente para cubrirlas. Enrollar las placas. Ponerlas en la cacerola preparada, sin que se toquen. Esparcir marinara sobre los rolls, espolvorear con el resto de muzzarella y parmesano.

Cubrir con el papel aluminio y cocinar por 20 minutos, o hasta que el queso esté burbujeante. Servir el rollo con el restante de marinara calentado.

Información Nutricional:

Calorías Totales: 518

Vitaminas: Vitamina A 137µg, Vitamina B6 1.3mg, Vitamina C 26mg, Vitamina K 125µg,

Minerales: Niacina 14mg, Fósforo 420mg, Selenio 46µg, Zinc 3mg

Azúcares: 24g

60. Ensalada Cítrica de Remolacha Asada

La miel dulce y el cítrico de la naranja hacen de esta ensalada de remolacha una completa comida. Las remolachas contienen un alto nivel de nitratos, que abren los vasos sanguíneos y permiten un flujo de sangre mayor al corazón y cuerpo.

Ingredientes:

- 2 remolachas, grandes peladas y en cubos
- 2 remolachas doradas, grandes peladas y en cubos
- 2 cucharadas aceite de oliva
- 1 cucharada romero fresco, trozado
- 1 cucharada cáscara de naranja
- 3 tazas espinaca
- 1 naranja grande, pelada y cortada en gajos
- 1/4 taza nueces
- 1/4 taza queso de cabra suave
- 2 cucharadas miel
- 2 cucharadas vinagre balsámico

¿Cómo Prepararlo?:

Precalentar el horno a 450 grados.

Mezclar las remolachar con aceite de oliva, romero y cáscara de naranja. Cocinar por 20 a 25 minutos, revolviendo cada 10 minutos, hasta que estén blandos. Remover del horno y enfriar completamente.

En un bowl grande, mezclar las remolachas cocidad, espinaca, naranjas, nueces y queso. Dividir en bowls para servir. Rociar con miel y vinagre.

Información Nutricional:

Calorías Totales: 473

Vitaminas: Vitamina A 292µg, Vitamina C 56mg, Vitamina K 238µg

Minerales: Magnesio 114mg, Fósforo 232mg

Azúcares: 38g

61. Pasta de Broccolini con Parmesano

Si le gusta el brócoli, entonces amará el broccolini. Un híbrido del brócoli y la col rizada, el broccolini contiene los nutrientes de cada vegetal, dándole una saludable dosis de vitaminas C y K, esenciales para el funcionamiento apropiado del corazón.

Ingredientes:

- 1 cucharada aceite de oliva
- 2 tazas Broccolini, trozado
- 2 diente de ajo, picado
- 1/2-libra lingüini de trigo integral, cocido
- 2 cucharadas pesto de albahaca
- 1/2 taza queso parmesano rallado

¿Cómo Prepararlo?:

En una sartén, calentar aceite de oliva a fuego medio. Agregar el broccolini y ajo. Cocinar hasta que el broccolini quede verde brillante y empiece a ablandarse. Agregar el lingüini y cocinar hasta que esté caliente. Verter el peso y ¾ del parmesano.

Verter en bowls y cubrir con el reso del parmesano. Servir.

Información Nutricional:

Calorías Totales: 332

Vitaminas: Vitamina C 40mg, Vitamina K 56 µg

Minerales: Fósforo 266mg, Selenio 45µg

Azúcares: 2g

62. Sandwich de Huevo Poché con Centeno y Rúcula

Cremoso, crujiente y lleno de vitaminas y minerales. El centeno es altamente nutritivo, dándole al corazón un impulso de magnesio, que previene la pérdida de función del corazón.

Ingredientes:

- 1/4 taza queso feta
- 2 cucharadas queso parmesano rallado
- 1/4 cucharadita tomillo seco
- 1 cucharada jugo de limón, dividido
- 3 tazas agua
- 2 cucharadas vinagre de sidra de manzana
- 2 huevos
- 1 taza rúcula
- 1/4 cucharadita pimienta de cayena

¿Cómo Prepararlo?:

Trozar el queso feta y mezclar con el parmesano, tomillo y la mitad del jugo de limón.

Mezclar la rúcula y los brotes de soja con aceite y el jugo de limón restante.

Hervir agua y vinagre en una olla mediana. Reducir a fuego lento y revolver para creat movimiento. Mientras el agua aún se mueve, romper los huevos uno a la vez en el agua. Remover del calor y dejar reposar 5 a 8 minutos, dependiendo de la cocción deseada de la yema.

En cada lado del pan de centeno, poner rúcula y los brotes de soja, seguidos de la mezcla de queso feta. Con una cuchara, remover el huevo del agua y poner sobre el queso. Espolvorear con pimienta de cayena y servir.

Información Nutricional:

Calorías Totales: 212

Vitaminas: Vitamina B12 0.9mg

Minerales: Fósforo 232mg, Selenio 28 µg, Riboflavina 0.5mg

Azúcares: 2g

JUGOS

1. Jugo de Zanahoria y Manzana

Ingredientes:

2 zanahorias grandes

1 manzana Dulce Crujiente grande, sin centro

2 kiwis grandes, sin piel

1 taza de menta, en trozos

1 naranja grande, sin piel

2 onzas de agua

Preparación:

Lavar las zanahorias y cortar en rodajas gruesas. Dejar a un lado.

Lavar la manzana y remover el centro. Trozar y dejar a un lado.

Pelar los kiwis y cortar por la mitad. Dejar a un lado.

Lavar la menta y trozarla. Dejar a un lado.

Combinar los kiwis, zanahoria, manzana y menta en una juguera, y pulsar. Transferir a un vaso y añadir hielo antes de servir.

Información nutricional por porción: Kcal: 292, Proteínas: 6.1g, Carbohidratos: 88.6g, Grasas: 1.8g

2.   Jugo de Repollo y Limón

Ingredientes:

1 taza de repollo morado, en trozos

1 limón grande, sin piel

2 tazas de Brotes de Bruselas

2 tazas de hinojo

1 taza de verdes de remolacha, en trozos

1 pepino grande

Preparación:

Combinar el repollo y verdes de remolacha en un colador, y lavar bajo agua fría. Romper con las manos y dejar a un lado.

Lavar los brotes de Bruselas y recortar las hojas externas. Cortar por la mitad y dejar a un lado.

Lavar el bulbo de hinojo y recortar las capas marchitas. Trozar y dejar a un lado.

Lavar el pepino y cortar en rodajas gruesas. Dejar a un lado.

Combinar los brotes de Bruselas, hinojo, repollo, verdes de remolacha y pepino en una juguera, y pulsar.

Transferir a un vaso y añadir algunos cubos de hielo antes de servir.

Información nutricional por porción: Kcal: 154, Proteínas: 12.8g, Carbohidratos: 53g, Grasas: 1.5g

3. Jugo de Calabacín y Granada

Ingredientes:

1 calabacín grande, sin semillas

1 taza de semillas de granada

1 naranja grande, sin piel

3 kiwis grandes, sin piel

1 lima grande, sin piel

Preparación:

Lavar el calabacín y cortarlo por la mitad. Remover las semillas. Trozar y dejar a un lado.

Cortar la parte superior de la granada y deslizar hacia las membranas blancas. Remover las semillas a un vaso medidor y dejar a un lado.

Pelar la naranja y dividir en gajos. Dejar a un lado.

Pelar los kiwis y cortar por la mitad. Dejar a un lado.

Pelar la lima y cortar por la mitad. Dejar a un lado.

Procesar el kiwi, calabacín, lima, semillas de granada y naranja en una juguera.

Transferir a un vaso y añadir cubos de hielo antes de servir.

Información nutricional por porción: Kcal: 183, Proteínas: 8.5g, Carbohidratos: 52.6g, Grasas: 1.6g

4.   Jugo de Mango y Banana

Ingredientes:

1 taza de mango, en trozos

1 banana grande, en rodajas

1 zanahoria grande, en rodajas

1 lima entera, sin piel

1 manzana Dorada Deliciosa pequeña, sin centro

¼ cucharadita de canela, molida

Preparación:

Pelar el mango y trozarlo. Rellenar un vaso medidor y reservar el resto en la nevera. Dejar a un lado.

Pelar la banana y cortar en rodajas. Dejar a un lado.

Lavar y pelar la zanahoria. Cortar en rodajas finas y dejar a un lado.

Pelar la lima y cortar por la mitad. Dejar a un lado.

Lavar la manzana y cortarla por la mitad. Remover el centro y trozar. Dejar a un lado.

Combinar la zanahoria, lima, mango, banana y manzana en una juguera, y pulsar. Transferir a un vaso y añadir la canela.

Agregar hielo y servir inmediatamente.

Información nutricional por porción: Kcal: 290, Proteínas: 4.1g, Carbohidratos: 83.9g, Grasas: 1.5g

5. Jugo de Col Rizada y Espárragos

Ingredientes:

1 taza de col rizada, en trozos

1 taza de espárragos, recortados

1 bulbo de hinojo grande

1 cabeza de alcachofa grande

1 taza de Brotes de Bruselas, recortados

1 taza de Acelga, en trozos

¼ cucharadita de Pimienta cayena, molida

Preparación:

Combinar la col rizada y acelga en un colador, y lavar bajo agua fría. Trozar y dejar a un lado.

Lavar los espárragos y recortar las puntas. Trozar y dejar a un lado.

Lavar el bulbo de hinojo y recortar las capas marchitas. Trozar y dejar a un lado.

Recortar las hojas externas de la alcachofa. Lavar y trozar. Dejar a un lado.

Lavar los brotes de Bruselas y recortar las capas externas. Cortar por la mitad y dejar a un lado.

Procesar el hinojo, alcachofa, col rizada, espárragos, brotes de Bruselas y acelga en una juguera. Transferir a un vaso y añadir la pimienta cayena.

Refrigerar 10 minutos antes de servir.

Información nutricional por porción: Kcal: 154, Proteínas: 17.6g, Carbohidratos: 54.4g, Grasas: 1.8g

6. Jugo de Naranja y Menta

Ingredientes:

1 naranja grande

2 tazas de menta fresca, en trozos

2 tazas de frambuesas frescas

1 manzana verde grande, sin centro

1 lima grande

2 onzas de agua

Preparación:

Pelar la naranja y dividir en gajos. Dejar a un lado.

Lavar la menta y romper con las manos. Dejar a un lado.

Lavar las frambuesas bajo agua fría y dejar a un lado.

Pelar la manzana y remover el centro. Trozar y dejar a un lado.

Pelar la lima y cortar por la mitad. Dejar a un lado.

Procesar las frambuesas, menta, naranja, manzana y lima en una juguera. Transferir a vasos y añadir el agua.

Agregar hielo y servir inmediatamente.

Información nutricional por porción: Kcal: 258, Proteínas: 7.6g, Carbohidratos: 90.1g, Grasas: 2.7g

7.   Jugo de Limón y Miel

Ingredientes:

1 limón grande, sin piel

1 cucharada de miel líquida

1 taza de arándanos

1 naranja grande, sin piel

1 manzana verde grande, sin centro

Preparación:

Pelar el limón y cortarlo por la mitad. Dejar a un lado.

Poner los arándanos en un colador y lavar bajo agua fría. Colar y dejar a un lado.

Pelar la naranja y dividir en gajos. Dejar a un lado.

Lavar la manzana y remover el centro. Trozar y dejar a un lado.

Combinar los arándanos, limón, naranja y manzana en una juguera, y pulsar.

Transferir a un vaso y añadir la miel líquida.

Agregar cubos de hielo o refrigerar antes de servir.

Información nutricional por porción: Kcal: 305, Proteínas: 4.3g, Carbohidratos: 76.5g, Grasas: 1.3g

8.   Jugo de Pomelo y Lima

Ingredientes:

2 pomelos grandes

1 lima grande

2 tazas de apio, en trozos

2 zanahorias grandes

1 rodaja de jengibre, de 1 pulgada

2 onzas de agua

Preparación:

Pelar los pomelos y dividirlos en gajos. Dejar a un lado.

Cortar la lima por la mitad. Dejar a un lado.

Lavar el apio y trozarlo. Dejar a un lado.

Lavar las zanahorias y cortar en rodajas gruesas. Dejar a un lado.

Pelar el jengibre y dejar a un lado.

Procesar el apio, pomelo, lima, zanahorias y jengibre en una juguera. Transferir a un vaso y añadir el agua.

Refrigerar 15 minutos antes de servir.

Información nutricional por porción: Kcal: 250, Proteínas: 6.7g, Carbohidratos: 76.3g, Grasas: 1.4g

9.   Jugo de Kiwi y Apio

Ingredientes:

1 kiwi grande, sin piel

3 tallos de apio

½ pomelo mediano, sin piel

1 limón grande, sin piel

¼ cucharadita de jengibre, molido

¼ cucharadita de Pimienta cayena, molida

Un puñado de berro

Preparación:

Pelar el kiwi y cortarlo por la mitad. Dejar a un lado.

Lavar el pomelo y cortarlo por la mitad. Cortar una mitad en cubos y reservar la otra mitad. Dejar a un lado.

Pelar el limón y cortar en cuartos. Dejar a un lado.

Lavar el berro y trozarlo.

Procesar el kiwi, pomelo, limón y apio en una juguera.

Transferir a un vaso y añadir la pimienta cayena y jengibre.

Servir inmediatamente.

Información nutricional por porción: Kcal: 61, Proteínas: 2.1g, Carbohidratos: 20.4g, Grasas: 1.1g

10.   Jugo de Canela y Mango

Ingredientes:

1 taza de mango, en trozos

1 durazno grande, sin carozo

1 manzana Granny Smith mediana, sin centro

1 limón entero, sin piel

¼ cucharadita de canela, molida

Preparación:

Pelar el mango y trozarlo. Rellenar un vaso medidor y reservar el resto en la nevera. Dejar a un lado.

Lavar el durazno y cortarlo por la mitad. Remover el carozo y trozar. Dejar a un lado.

Lavar la manzana y cortarla por la mitad. Remover el centro y trozar. Dejar a un lado.

Pelar el limón y cortarlo por la mitad. Dejar a un lado.

Combinar el durazno, manzana, limón y mango en una juguera, y pulsar. Transferir a un vaso y añadir la canela.

Agregar hielo picado y servir inmediatamente.

Información nutricional por porción: Kcal: 236, Proteínas: 4.3g, Carbohidratos: 69.5g, Grasas: 1.5g

11.   Jugo de Manzana y Col Rizada

Ingredientes:

1 manzana verde grande, sin centro

1 taza de col rizada fresca

3 kiwis grandes

1 limón grande

1 taza de menta fresca

Un puñado de espinaca fresca

3 onzas de agua

Preparación:

Lavar la manzana y remover el centro. Trozar y dejar a un lado.

Lavar la col rizada, menta y espinaca, y combinar en un tazón grande. Verter agua caliente y dejar reposar 10 minutos. Colar y romper con las manos. Dejar a un lado.

Pelar los kiwis y limón. Cortarlos por la mitad y dejar a un lado.

Procesar los kiwis, limón, col rizada, menta, espinaca y manzana en una juguera. Transferir a un vaso y añadir el agua.

Agregar hielo y servir inmediatamente.

Información nutricional por porción: Kcal: 246, Proteínas: 8.6g, Carbohidratos: 74.5g, Grasas: 2.6g

12.   Jugo Dulce de Remolacha

Ingredientes:

1 taza de remolachas, recortadas y en trozos

3 zanahorias grandes

1 pepino grande

1 naranja grande, sin piel

2 onzas de agua

½ cucharadita de néctar de agave

Preparación:

Lavar la remolacha y recortar las partes verdes. Trozar y rellenar un vaso medidor. Reservar el resto para otro jugo.

Lavar las zanahorias y cortar en rodajas gruesas. Dejar a un lado.

Lavar el pepino y cortar en rodajas gruesas. Dejar a un lado.

Pelar la naranja y dividir en gajos. Dejar a un lado.

Combinar las zanahorias, remolacha, pepino y naranja en una juguera, y pulsar.

Transferir a un vaso y añadir el agua y néctar de agave. Agregar hielo y servir inmediatamente.

Información nutricional por porción: Kcal: 296, Proteínas: 7.9g, Carbohidratos: 86.2g, Grasas: 1.3g

13. Jugo de Cantalupo y Naranja

Ingredientes:

2 tazas de moras

1 taza de cantalupo, en cubos

1 naranja grande

1 limón grande

1 manzana Granny Smith pequeña

Preparación:

Cortar el cantalupo por la mitad. Remover las semillas y pulpa. Cortar dos gajos y pelarlos. Trozar y dejar a un lado. Reservar el resto en la nevera.

Pelar la naranja y dividir en gajos. Dejar a un lado.

Poner las moras en un colador y lavar bajo agua fría. Colar y dejar a un lado.

Pelar el limón y cortarlo por la mitad. Dejar a un lado.

Lavar la manzana y remover el centro. Trozar y dejar a un lado.

Combinar las moras, cantalupo, naranja, limón y manzana en una juguera, y pulsar. Transferir a un vaso y refrigerar 10 minutos antes de servir.

Información nutricional por porción: Kcal: 258, Proteínas: 8.3g, Carbohidratos: 87g, Grasas: 2.4g

14.   Jugo de Tomate y Limón

Ingredientes:

1 taza de tomates cherry, por la mitad

1 limón grande, sin piel

1 taza de albahaca, en trozos

1 pimiento rojo grande, sin semillas

1 rama de romero

¼ cucharadita de Sal Himalaya

Preparación:

Lavar los tomates y ponerlos en un tazón. Cortarlos por la mitad y reservar el jugo. Dejar a un lado.

Pelar el limón y cortarlo por la mitad. Dejar a un lado.

Lavar la albahaca bajo agua fría. Colar y romper con las manos. Dejar a un lado.

Lavar el pimiento y cortarlo por la mitad. Remover las semillas y trozar. Dejar a un lado.

Combinar los tomates, albahaca, pimiento y limón en una juguera, y pulsar. Transferir a un vaso y añadir la sal. Rociar con romero.

Refrigerar 10 minutos antes de servir.

Información nutricional por porción: Kcal: 189, Proteínas: 19.5g, Carbohidratos: 53.1g, Grasas: 2.6g

15.   Jugo de Ajo y Col Rizada

Ingredientes:

4 hojas frescas de col rizada

1 diente de ajo, sin piel

2 naranjas grandes, sin piel

½ taza de brócoli fresco, en trozos

3 zanahorias grandes

4 hojas de verdes de ensalada

¼ cucharadita de Sal Himalaya

2 onzas de agua

Preparación:

Combinar los verdes de ensalada y col rizada en un colador, y lavar bajo agua fría. Trozar y dejar a un lado.

Pelar el diente de ajo y dejar a un lado.

Pelar las naranjas y dividirlas en gajos. Dejar a un lado.

Lavar el brócoli y trozarlo. Dejar a un lado.

Lavar las zanahorias y trozar. Dejar a un lado.

Procesar las naranjas, brócoli, zanahorias, verdes de ensalada, col rizada y ajo en una juguera. Transferir a un vaso y añadir la sal Himalaya y agua.

Servir inmediatamente.

Información nutricional por porción: Kcal: 171, Proteínas: 9.2g, Carbohidratos: 43.3g, Grasas: 2.3g

16. Jugo de Alcachofa y Calabacín

Ingredientes:

1 alcachofa mediana, en trozos

1 calabacín pequeño, en rodajas

1 taza de batatas, en cubos

1 lima entera, sin piel

1 zanahoria grande, en rodajas

¼ cucharadita de sal

¼ cucharadita de cúrcuma, molida

Preparación:

Lavar la alcachofa y recortar las hojas externas. Trozar y rellenar un vaso medidor. Reservar el resto en la nevera.

Pelar el calabacín y cortar en rodajas finas. Dejar a un lado.

Pelar las batatas y cortarlas en cubos. Ponerlas en una olla profunda y añadir 3 tazas de agua. Hervir y cocinar 5 minutos. Remover del fuego y colar. Dejar enfriar por completo.

Pelar la lima y cortar por la mitad. Dejar a un lado.

Lavar y pelar la zanahoria. Cortar en rodajas finas y dejar a un lado.

Combinar las batatas, alcachofa, calabacín, lima y zanahorias en una juguera, y pulsar. Transferir a un vaso y añadir la sal y cúrcuma.

Refrigerar 10 minutos antes de servir.

Información nutricional por porción: Kcal: 177, Proteínas: 8.6g, Carbohidratos: 54.5g, Grasas: 0.8g

17. Jugo de Sandía y Kiwi

Ingredientes:

1 taza de sandía

1 kiwi grande

1 naranja grande

1 manzana verde grande, sin centro

1 guayaba grande

3 onzas de agua de coco

Preparación:

Cortar la sandía por la mitad. Para una taza, necesitará 1 gajo grande. Pelarlo y trozarlo. Remover las semillas y dejar a un lado. Reservar el resto para otro jugo.

Pelar el kiwi y cortar por la mitad. Dejar a un lado.

Lavar la guayaba y trozarla. Reservar el resto en la nevera.

Pelar la naranja y dividir en gajos. Dejar a un lado.

Lavar la manzana y remover el centro. Trozar y dejar a un lado.

Combinar la guayaba, sandía, naranja, kiwi y manzana en una juguera, y pulsar. Transferir a un vaso y añadir el agua de coco.

Agregar hielo o refrigerar antes de servir.

Información nutricional por porción: Kcal: 264, Proteínas: 5.6g, Carbohidratos: 73.8g, Grasas: 1.6g

18. Jugo de Cereza y Vainilla

Ingredientes:

1 taza de cerezas, sin carozo

1 taza de arándanos agrios

3 damascos enteros, sin carozo y en trozos

1 manzana Dorada Deliciosa pequeña, sin centro

1 cucharadita de extracto de vainilla

3 cucharadas de agua de coco

Preparación:

Lavar las cerezas bajo agua fría. Colar y cortarlas por la mitad. Remover los carozos y dejar a un lado.

Lavar los arándanos usando un colador. Colar y dejar a un lado.

Lavar los damascos y cortarlos por la mitad. Remover los carozos y trozar. Dejar a un lado.

Lavar la manzana y cortarla por la mitad. Remover el centro y trozar. Dejar a un lado.

Combinar los arándanos agrios, damascos, manzana y cerezas en una juguera, y pulsar. Transferir a un vaso y añadir el extracto de vainilla y agua de coco.

Rociar con menta para más sabor. Agregar cubos de hielo y servir inmediatamente.

Información nutricional por porción: Kcal: 216, Proteínas: 3.8g, Carbohidratos: 66.1g, Grasas: 1.1g

19. Jugo de Manzana y Zanahoria

Ingredientes:

2 manzanas grandes, sin centro

2 zanahorias grandes

½ taza de espinaca fresca

¼ cucharadita de jengibre, molido

2 cucharadas de perejil fresco

1 cucharada de semillas de linaza

Preparación:

Lavar las manzanas y remover el centro. Trozar y dejar a un lado.

Lavar y trozar las zanahorias. Dejar a un lado.

Lavar la espinaca bajo agua fría. Colar y trozar. Dejar a un lado.

Procesar en una juguera hasta que esté bien líquido. Transferir a vasos y añadir el jengibre. Rociar con semillas de linaza para más nutrientes, y servir inmediatamente.

Información nutricional por porción: Kcal: 119, Proteínas: 4.3g, Carbohidratos: 62.2g, Grasas: 2.3g

20.   Jugo de Limón y Jengibre

Ingredientes:

1 limón grande, sin piel

½ cucharadita de jengibre, molido

½ taza de cilantro

3 tallos de apio

1 manzana verde grande, sin centro

Preparación:

Pelar el limón y cortarlo en cuartos. Pulsar en una juguera.

Lavar el cilantro y trozarlo. Dejar a un lado.

Lavar los tallos de apio y trozarlos. Dejar a un lado.

Lavar la manzana y remover el centro. Trozar y dejar a un lado.

Procesar el cilantro, apio y manzana en una juguera. Transferir a un vaso y añadir el jengibre.

Refrigerar 15 minutos antes de servir, o añadir hielo.

Información nutricional por porción: Kcal: 73, Proteínas: 2.2g, Carbohidratos: 26.7g, Grasas: 0.1g

21.   Jugo de Calabaza y Lechuga

Ingredientes:

1 taza de calabaza amarilla, en trozos

1 taza de Lechuga romana, en trozos

2 puerros grandes, en trozos

1 taza de espárragos, recortados

2 cucharadas de perejil fresco, en trozos

1 pepino grande

Preparación:

Pelar la calabaza y cortarla por la mitad. Remover las semillas, cortar un gajo y pelarlo. Trozar y rellenar un vaso medidor. Reservar el resto para otro jugo.

Combinar la lechuga y perejil en un colador, y lavar bajo agua fría. Colar y trozar.

Lavar los puerros y trozarlos. Dejar a un lado.

Lavar los espárragos y recortar las puntas. Trozar y dejar a un lado.

Lavar el pepino y cortar en rodajas gruesas. Dejar a un lado.

Procesar los puerros, espárragos, calabaza, lechuga, perejil y pepino en una juguera. Transferir a vasos y añadir hielo, o refrigerar antes de servir.

Información nutricional por porción: Kcal: 185, Proteínas: 9.5g, Carbohidratos: 50.8g, Grasas: 1.3g

22.   Jugo de Brócoli y Limón

Ingredientes:

1 taza de hinojo, en trozos

1 taza de espinaca, en trozos

1 taza de brócoli, en trozos

1 limón entero, sin piel

1 lima entera, sin piel

¼ cucharadita de jengibre, molido

Preparación:

Lavar el brócoli y recortar las hojas externas. Trozar y rellenar un vaso medidor. Reservar el resto en la nevera.

Pelar el limón y lima. Cortarlos por la mitad. Dejar a un lado.

Recortar los tallos de hinojo y capas externas. Lavar y trozar. Rellenar un vaso medidor y reservar el resto. Dejar a un lado.

Lavar la espinaca bajo agua fría, y colar. Trozar y dejar a un lado.

Combinar el hinojo, espinaca, brócoli, limón y lima en una juguera. Pulsar.

Transferir a un vaso y añadir el jengibre.

Agregar hielo picado y servir inmediatamente.

Información nutricional por porción: Kcal: 86, Proteínas: 10.5g, Carbohidratos: 29.1g, Grasas: 1.5g

23. Jugo de Col Rizada y Alcachofa

Ingredientes:

1 taza de col rizada, en trozos

1 cabeza de alcachofa mediana

3 tazas de verdes de remolacha

1 puñado de espinaca

1 pepino grande

3 cucharadas de perejil, en trozos

¼ cucharadita de Sal Himalaya

Preparación:

Combinar los verdes de remolacha, espinaca, col rizada y perejil en un colador grande. Lavar bajo agua fría. Colar y trozar. Dejar a un lado.

Recortar las capas marchitas de la alcachofa. Lavar y trozar. Dejar a un lado.

Lavar el pepino y cortar en rodajas gruesas. Dejar a un lado.

Combinar los verdes de remolacha, espinaca, col rizada, alcachofa, pepino y perejil en una juguera, y pulsar.

Transferir a vasos y añadir la sal.

Agregar hielo y servir inmediatamente.

Información nutricional por porción: Kcal: 151, Proteínas: 21.6g, Carbohidratos: 48.2g, Grasas: 2.7g

24. Jugo de Manzana y Canela

Ingredientes:

1 manzana Dorada Deliciosa pequeña, en trozos

1 naranja mediana, sin piel

1 pera mediana, en trozos

1 taza de remolacha, en trozos

¼ cucharadita de canela, molida

¼ cucharadita de jengibre, molido

Preparación:

Lavar la manzana y cortarla por la mitad. Remover el centro y trozar. Dejar a un lado.

Pelar la naranja y dividirla en gajos. Cortar cada gajo por la mitad y dejar a un lado.

Lavar la pera y cortarla por la mitad. Remover el centro y trozar. Dejar a un lado.

Lavar la remolacha y recortar las partes verdes. Cortar en rodajas y rellenar un vaso medidor. Reservar el resto.

Combinar la naranja, pera, remolacha y manzana en una juguera, y pulsar.

Transferir a un vaso y añadir la canela y jengibre. Agregar hielo antes de servir.

Información nutricional por porción: Kcal: 234, Proteínas: 4.4g, Carbohidratos: 73.1g, Grasas: 0.8g

25. Jugo de Calabaza y Zanahoria

Ingredientes:

1 taza de trozos de calabaza

1 zanahoria grande

1 manzana amarilla grande, sin centro

1 naranja grande

¼ cucharadita de canela, molida

3 onzas de agua

Preparación:

Pelar la calabaza y cortarla por la mitad. Remover las semillas. Cortar un gajo grande y trozarlo. Reservar el resto.

Lavar la zanahoria y cortar en rodajas gruesas. Dejar a un lado.

Lavar la manzana y remover el centro. Trozar y dejar a un lado.

Pelar la naranja y dividir en gajos. Dejar a un lado.

Procesar la calabaza, manzana, zanahoria y naranja en una juguera. Transferir a un vaso y añadir la canela y agua.

Agregar algunos cubos de hielo y servir inmediatamente.

Información nutricional por porción: Kcal: 220, Proteínas: 4.1g, Carbohidratos: 65.3g, Grasas: 0.8g

26.   Jugo de Cantalupo y Ananá

Ingredientes:

1 taza de cantalupo, sin piel

½ ananá, sin piel

2 manzanas verdes grandes, sin centro

½ taza de col rizada fresca

Preparación:

Pelar el cantalupo y trozarlo en cubos. Remover las semillas y dejar a un lado.

Pelar el ananá y trozarlo. Dejar a un lado.

Lavar las manzanas y remover el centro. Trozar y dejar a un lado.

Lavar la col rizada y remojar por 10 minutos. Dejar a un lado.

Procesar el cantalupo, manzana, ananá y col rizada en una juguera. Transferir a un vaso y añadir hielo antes de servir.

Puede añadir miel líquida para más sabor.

Información nutricional por porción: Kcal: 115, Proteínas: 1.2g, Carbohidratos: 28.8g, Grasas: 1.2g

27. Jugo de Lima y Berro

Ingredientes:

3 lima grandes, sin piel

1 taza de berro

1 taza de remolacha, recortada

1 manzana verde grande, sin centro

1 pepino grande

Preparación:

Pelar las limas y cortarlas por la mitad. Dejar a un lado.

Lavar el berro bajo agua fría. Colar y dejar a un lado.

Lavar la remolacha y recortar las puntas. Trozar y dejar a un lado.

Lavar la manzana y remover el centro. Trozar y dejar a un lado.

Lavar el pepino y cortar en rodajas gruesas. Dejar a un lado.

Combinar la remolacha, limas, berro, manzana y pepino en una juguera, y pulsar.

Añadir hielo y servir.

Información nutricional por porción: Kcal: 211, Proteínas: 6.4g, Carbohidratos: 63.5g, Grasas: 1.1g

28.   Jugo de Kiwi y Manzana

Ingredientes:

2 kiwis grandes, sin piel

1 manzana Fuji grande, sin centro

2 tazas de arándanos

1 taza de sandía, sin semillas

2 onzas de agua de coco

Preparación:

Pelar los kiwis y cortar por la mitad. Dejar a un lado.

Lavar la manzana y remover el centro. Trozar y dejar a un lado.

Lavar los arándanos bajo agua fría usando un colador. Colar y dejar a un lado.

Cortar la sandía por la mitad. Cortar un gajo grande y pelarlo. Trozar y remover las semillas. Rellenar un vaso medidor y refrigerar el resto.

Combinar los arándanos, kiwi, manzana y sandía en una juguera, y pulsar. Transferir a un vaso y añadir el agua de coco.

Agregar hielo y servir inmediatamente.

Información nutricional por porción: Kcal: 315, Proteínas: 7.2g, Carbohidratos: 97.9g, Grasas: 2.8g

29.   Jugo de Remolacha y Apio

Ingredientes:

1 taza de remolacha, en rodajas

1 taza de apio, en trozos pequeños

1 taza de palta, en cubos

1 limón entero, sin piel

1 onza de agua

Preparación:

Lavar la remolacha y recortar las puntas verdes. Pelar y cortar en rodajas finas. Rellenar un vaso medidor y reservar el resto.

Lavar el apio y trozarlo. Rellenar un vaso medidor y reservar el resto en la nevera.

Pelar la palta y cortarla por la mitad. Remover el carozo y cortar en cubos. Rellenar un vaso medidor y reservar el resto en la nevera. Dejar a un lado.

Pelar el limón y cortarlo por la mitad. Dejar a un lado.

Combinar la palta, remolacha, apio y limón en una juguera. Pulsar.

Transferir a un vaso y añadir el agua. Refrigerar 10 minutos antes de servir.

Información nutricional por porción: Kcal: 264, Proteínas: 6.5g, Carbohidratos: 34.2g, Grasas: 22.5g

30. Jugo de Cereza y Menta

Ingredientes:

1 taza de cerezas, sin carozo

2 cucharadas de menta fresca, en trozos

2 tazas de uvas verdes

1 manzana Fuji mediana, sin centro

1 cucharada de miel líquida

2 onzas de agua

Preparación:

Combinar las uvas y cerezas en un colador grande. Lavar bajo agua fría y colar. Cortar las cerezas por la mitad y remover los carozos. Dejar a un lado.

Lavar la menta y trozarla. Dejar a un lado.

Lavar la manzana y remover el centro. Trozar y dejar a un lado.

Combinar las uvas, cerezas, manzana y menta en una juguera, y pulsar.

Transferir a un vaso y añadir hielo antes de servir.

Información nutricional por porción: Kcal: 369, Proteínas: 3.5g, Carbohidratos: 104g, Grasas: 1.4g

31.   Jugo de Pomelo y Col Rizada

Ingredientes:

½ taza de pomelo, en trozos

3-4 hojas frescas de col rizada

2 naranjas grandes, sin piel

1 cucharadita de miel líquida

¼ cucharadita de jengibre, molido

Preparación:

Lavar el pomelo y cortarlo por la mitad. Cortar una mitad en trozos. Reservar el resto en la nevera.

Lavar las hojas de col rizada y trozarla.

Pelar las naranjas y dividirlas en gajos. Dejar a un lado.

Procesar las naranjas, pomelo y col rizada en una juguera. Transferir a un vaso y añadir agua para ajustar el espesor.

Agregar la miel líquida y jengibre. Servir con hielo.

Información nutricional por porción: Kcal: 128, Proteínas: 7.3g, Carbohidratos: 34.5g, Grasas: 1.1g

32. Jugo de Pepino y Manzana

Ingredientes:

1 taza de pepino, en rodajas

1 manzana Dorada Deliciosa mediana, sin centro

1 banana grande, sin piel

2 kiwis enteros, sin piel

1 taza de menta fresca, en trozos

Preparación:

Lavar el pepino y cortar en rodajas finas. Rellenar un vaso medidor y reservar el resto. Dejar a un lado.

Lavar la manzana y cortarla por la mitad. Remover el centro y trozar. Dejar a un lado.

Pelar la banana y cortarla en rodajas finas. Dejar a un lado.

Pelar los kiwis y cortar por la mitad. Dejar a un lado.

Lavar la menta bajo agua fría y colar. Trozar y dejar a un lado.

Combinar los kiwis, pepino, manzana y banana en una juguera, y pulsar. Transferir a un vaso y añadir hielo.

Servir inmediatamente.

Información nutricional por porción: Kcal: 272, Proteínas: 4.8g, Carbohidratos: 79.8g, Grasas: 1.7g

33.   Jugo de Pimiento y Chalote

Ingredientes:

1 pimiento grande, sin semillas

1 chalote pequeño

2 tomates grandes, por la mitad

2 dientes de ajo, sin piel

3 pepinos grandes

1 lima grande, sin piel

¼ taza de cilantro fresco

Preparación:

Lavar el pimiento y cortarlo en mitades. Remover las semillas y trozar.

Lavar los chalotes y trozar. Dejar a un lado.

Lavar los tomates y ponerlos en un tazón mediano. Cortar en cuartos. Reservar el jugo y verter a vasos.

Lavar los pepinos y trozarlos. Dejar a un lado.

Pelar la lima y cortar en cuartos. Dejar a un lado.

Lavar el cilantro y trozarlo. Dejar a un lado.

Pelar el diente de ajo y dejar a un lado.

Procesar los tomates, pepinos, pimiento, chalotes, lima, ajo y cilantro. Transferir a vasos y refrigerar 20 minutos antes de servir.

Información nutricional por porción: Kcal: 109, Proteínas: 6.4g, Carbohidratos: 38.5g, Grasas: 1.2g

34.   Jugo de Hinojo y Naranja

Ingredientes:

1 hinojo pequeño

1 naranja grande, sin piel

6 rábanos medianos

5 tallos de apio grandes

1 pepino grande

Preparación:

Recortar los tallos de hinojo y capas marchitas. Lavar y trozar. Dejar a un lado.

Pelar la naranja y dividirla en gajos.

Lavar y cortar los rábanos. Dejar a un lado.

Lavar el apio y trozarlo. Dejar a un lado.

Lavar el pepino y trozarlo.

Procesar todos los ingredientes en una juguera. Transferir a vasos y añadir agua para ajustar el espesor.

Agregar hielo y servir.

Información nutricional por porción: Kcal: 110, Proteínas: 6.1g, Carbohidratos: 28.7g, Grasas: 1.2g

35.   Jugo de Apio y Manzana

Ingredientes:

4 tallos de apio

1 manzana verde grande, sin centro

½ taza de repollo verde

3 zanahorias grandes

1 limón grande, sin piel

1 cucharada de miel líquida

Preparación:

Lavar los tallos de apio y trozarlos. Dejar a un lado.

Lavar el repollo y trozarlo. Dejar a un lado.

Pelar el limón y cortar en cuartos. Dejar a un lado.

Lavar las zanahorias y apio. Cortar en piezas pequeñas y poner en un tazón mediano.

Lavar la manzana y remover el centro. Trozar y dejar a un lado.

Procesar el repollo, luego el apio, manzana, zanahorias y limón. Transferir a vasos y añadir la miel líquida.

Agregar agua para ajustar el espesor. Refrigerar 5 minutos antes de servir.

Información nutricional por porción: Kcal: 162, Proteínas: 3.1g, Carbohidratos: 39.3g, Grasas: 0.1g

OTROS TITULOS DE ESTE AUTOR

70 Recetas De Comidas Efectivas Para Prevenir Y Resolver Sus Problemas De Sobrepeso: Queme Calorías Rápido Usando Dietas Apropiadas y Nutrición Inteligente

Por

Joe Correa CSN

48 Recetas De Comidas Para Eliminar El Acné: ¡El Camino Rápido y Natural Para Reparar Sus Problemas de Acné En 10 Días O Menos!

Por

Joe Correa CSN

41 Recetas De Comidas Para Prevenir el Alzheimer: ¡Reduzca El Riesgo de Contraer La Enfermedad de Alzheimer De Forma Natural!

Por

Joe Correa CSN

70 Recetas De Comidas Efectivas Para El Cáncer De Mama: Prevenga Y Combata El Cáncer De Mama Con una Nutrición Inteligente y Alimentos Poderosos

Por

Joe Correa CSN

www.ingramcontent.com/pod-product-compliance
Lightning Source LLC
Chambersburg PA
CBHW030244030426
42336CB00009B/245